下半身決定你的健康

腰好、腿好、腳好，身體自然好

洪康遠──著

方舟文化

序

美顏抗病，從下半身開始！

人的一生，成長和衰老的標誌都和下半身密切相關。到了一定的年紀，臀部肌肉萎縮、下垂，原先豐腴的大腿越來越消瘦，下半身越來單薄；有些人刻意節食，卻仍手腳浮腫，體態鬆散；尤其現代人經常坐著工作，坐著看電視，生活中電器充斥，與大自然接觸機會很少，**體質容易上火、身上容易帶電、四肢經常冰冷畏寒、神經系統衰弱或是過度亢奮，文明病紛紛上身，這些症狀多半被誤以為大腦、內臟出了問題，過度服藥或錯誤治療的情況很普遍**，事實上，人體的健康密碼許多都在下半身。

下半身總是任勞任怨，默默支撐整個身體重量與活動衝擊力，小小的腳承受了身體重3、4倍的壓力，活動最多的膝關節更承受了6、7倍的壓力。提早老化的情況卻很少被注意。在我們的下半身，集中了人體500多條肌肉，在我們的腿腳部位，有6條重要經絡穿行而過，更隱藏著78個攸關健康的重要穴道，所謂**「樹大全憑根深，人壯全憑腳健。」**腿和腳就好像是運送養料的通道，先天之本的腎氣，後天之本的脾胃，無一不和腿腳緊密相連。要想上半身的五臟六腑正常運轉，下半身的鍛鍊必不可少。

序 美顏抗病，從下半身開始！

刷刷腳板，就可以美白臉部；轉轉腳趾頭，就可以降血壓；摩摩腹部，就可以防治諸多的慢性疾病……這些看似天方夜譚，卻是最根本又簡易的自體療法。下半身和上半身原是一個整體，就好像花兒的芬芳燦爛，離不開根系提供的營養一樣，上半身的健康與否，也離不開下半身的功勞。

只要我們在保養臉部的時候，按摩一下雙腳；運動上半身的時候，也踢踢腿，動動腳；在商場選擇亮麗的上衣時，也注意下半身的保暖……那麼，疾病會無影無蹤，腿腳會穩健有力，全身活力四射，容光煥發。

下半身，是我們最好的健康投資標的，給予一分，它將回報十分！

洪康遠

目錄

3

人老腿先老，健身先健腳／073

4

養好足六經，袪除70%疾病／099

目錄

1

上半身的疾病，大多來自下半身

人們工作與生活多半都是「坐」著過日子，
這一坐，坐出了一籮筐的文明病，
加上舒服的冷氣、電扇一吹，
汗流不出來，毒排不出去，
也吹出令人身寒心更寒的危險體質。
全世界每年有２００多萬人死於久坐，
下半身不健康，不僅引發便秘、痔瘡、浮腫、
很多看似上半身的問題，如心臟病、高血壓、貧血、
口腔潰瘍、頸椎病變、肩膀酸痛、失眠等等，
其實也是下半身出現了阻礙所致。

下半身一冰涼，上半身就上火

為了打通陰陽兩氣交流的「通道」，就必須讓下半身的陰氣上行，刺激心火，推動上半身的陽氣下行，形成一種水升火降的平衡狀態。

泡澡浴在日本早就流傳開來了，現今在日本可是紅得發紫的養生方法。人們用它來治病、美容，真是將它的作用發揮到了極致。然而卻也時常聽說，有人泡熱水澡泡到暈倒，家裏添置新浴缸、檜木桶，原本想讓家人享受一下泡澡的樂趣與健康，結果美意卻變成了憾事，泡澡難道不利於健康嗎？怎麼會泡出病來？

水升火降，氣場循環為健康之本

在中醫裏面，上半身屬陽性，而下半身屬陰性，陰陽的互動促進了各個臟器的新陳代謝，從而激發人體的生命力。這個互動是在「氣」的推動下完成的，人體內的陰氣往上走，陽氣往下降，形成一種彼此交融、互通有無的良性循環。然而，因為人們不健康的生活方式，比如以車代步、久坐等，導致體內「交通堵塞」，「氣」的運行並非暢通

安全正確的養生泡浴法—半身浴、坐浴、足浴

泡澡如果全身都一起泡的話，氣血無法循環平衡，會導致頭痛、目眩、血壓升高等疾病症狀。正確的養生保健泡澡方法，是只泡下半身，或是只泡腿和足部，讓溫熱的下半身氣場往上推動，使上半身的氣跟著循環往下走，形成良性的循環流動，才能促進新陳代謝，創造身體的健康。

無阻，陽氣多聚集在上半身，陰氣多聚集在下半身，致使身體「陰陽相隔」，百病叢生。

為了打通陰陽兩氣交流的「通道」，就必須讓下半身的陰氣上行，刺激心火，推動上半身的陽氣下行，形成一種水升火降的平衡狀態，所以古人說寒頭暖足，道理也在這裏。

古老有效的養生法——半身浴

有位老年人在年輕時因為過分投入工作，身體很差，高血壓、心臟病等慢性疾病纏身。除了這些慢性病，困擾的是還有痔瘡，每日坐臥不安，聽了養生課之後，回去開始泡半身浴。這樣堅持了一年，痔瘡不再犯了，血壓也平穩了。不僅如此，整個人看起來精氣神好了很多，朋友給我看了他之前的照片，真不敢相信那個精神萎靡，一臉疲憊模樣的老人跟這位精神奕奕的老人，是同一個人。

痔瘡是50歲以上老人的難言之痛，半身浴如果不方便的話，也可以採取坐浴，這樣不僅可以緩解肛門肌肉的緊張，還可以保持肛門的清潔，防止肛門疾病。具體做法是將肛門浸泡在40℃左右的溫水中，時間大概在5～10分鐘左右即可，過程中可以用手撥動水盆中的水，使其產生水波，

半身浴的好處

半身浴的好處很多，對於促進血液循環、紓解壓力、消除疲勞、防止肛門疾病、治療或緩解痔瘡不適、降血壓、使婦女月經順暢、減肥瘦身、改善腰痛、增進睡眠品質都有助益。

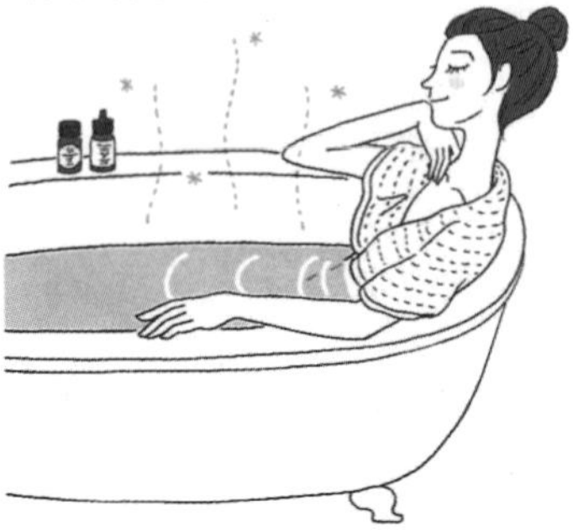

● 泡澡是最好的解壓方式，邊泡澡邊冥想在保養身體的同時，也就緩解工作帶來的壓力。

對肛門起清潔、按摩作用。不過如果條件適宜的話，還是推薦半身浴，因為半身浴不會導致血液過於集中，對肛門造成壓力。

半身浴的作用很多，除了治療痔瘡、降血壓之外，對於女性月經不調、減肥、腰痛等都有很好的治療效果。而且，半身浴能夠緩解疲憊，促進血液循環，調整睡眠品質，對於現代人來說，實在是一種多療效的養生方式。下班後回到家裏，躺在浴缸中，閉上眼睛聽音樂，放空頭腦什麼也不想，或者看看書，翻翻雜誌，實在是既養生，又休閒，而且全身都受惠。

半身浴施行方便，推廣過程中受到許多人的喜愛，眼見大家都去買沐浴桶，欣慰之餘也有些擔憂，畢竟養生不是只當作一時的流行，而是好好堅持下去，作為一種自然的生活方式，才能收長期之效。

萬丈高樓，從健康基石開始鍛鍊

真正的鍛鍊方法是將人體當成一個整體，從下半身做起。道理很簡單，因為上半身是建立在下半身的基礎之上的，就像蓋房子，要打一個堅實的屋基一樣，下半身的肌肉越結實，上半身的問題也就越少。

時常在社區裏看到有人在運動，有的人說最近胳膊有些胖了，所以使勁的甩甩胳膊；有的人覺得常常頭暈腦脹，所以就用力的轉轉脖子……頭痛醫頭，腳痛醫腳的方式，其實無法治本。

強健肌肉群，延壽大步行

能知道要運動固然是好事，即使只是偶爾運動，也比習慣久坐的人來的強。但是不正確的運動，可能效果不如預期，甚至扭傷肌肉，得不償失。所以，我想任何人都希望運動能夠事半功倍，讓自己的身體真正變得更加健康，精力更加的充沛吧？

真正的鍛鍊方法不是這種「拆零件」的方式，而是將人體當成一個整體，從下半身做起。道理很簡單，因為上半身是建立在下半身的基礎之上的，就像蓋房子要打一個堅實的屋基一樣，下半身的肌肉越結實，上半身的問題也就越少。

我們的下半身集中了將近500條肌肉，在人體衰老的過程中，肌肉會逐漸萎縮、退化，到60歲時，上半身的肌肉力量只有20多歲時的7成了，但下半身呢，卻只剩下4成多，更衰退。原因就是下半身承擔了太多的身體重量，萎縮速度更加快。所以，過了20歲，如果還想要保持青春活力，一定要多做下半身的鍛鍊。

輕鬆踢跆操，瘦腿又減肥

鍛鍊下半身的方法有很多，但是因為毛病大多出現在上半身，所以被很多人忽視了，人們只記得坐久了頸肩腰背痛，會知道轉轉脖子，伸伸懶腰。卻忘了，坐久了，下半身的血液循環也會變差，應該也要時常站起來活動筋骨。

要抽出專門的時間來鍛鍊，對現代上班族來說並不容易。如果可以運用生活中一些零碎的時間，踢踢腳、抬抬腿、轉轉腰，閒來無事時做一做，效果不見得比特地跑去健身房鍛鍊來得差。

社區裏一位一直想瘦下半身的女性，就是利用每天中午吃飯之後，不再坐著不動，而是站起來，踢踢腿、抬抬腳，做做健腿運動。僅僅過了2、3個月的功夫，以前穿得緊繃繃的褲子如今已經鬆垮垮的了，效果非常明顯，最重要的是不花錢、不用器材，也不影響工作時間，輕鬆瘦身，精神也變得更好了。

不管是想運動哪塊肌肉，想減掉某個部位的贅肉，琳瑯滿目的健身運動方式要懂得分辨，並發揮耐心去實踐。能夠時常將一些小方法記在腦海當中，不時地拿出來用一用，身體的許多問題都可以迎刃而解。

● 踢腿可以刺激腿部的氣血運行，強化腿部肌肉鍛鍊，增加身體的溫度，刺激心臟，加速血液循環。

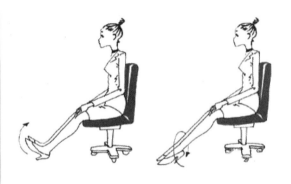

簡便踢踻健腿操

★踢腿

在通勤路上、搭捷運、等公車，或是在家看電視的時候，都可以抬起腿，向前、向後緩和地踢踏，這樣既可活動腿部肌肉，也可以消除等待時的無聊，讓自己的心情舒暢，一舉兩得。

★抬腿

辦公室一族，長期坐著不動，很容易導致下半身肌肉僵化，工作一兩個小時，就可在桌子底下做抬腿運動，先單腿上抬，抬到與膝蓋同高，左右腿交替，5分鐘就可以有很好的運動效果了。如果可以的話，將雙腿同時上抬，長期下來，還可以避免下半身肥胖。

寒頭暖足，腳丫不能涼颼颼

「諸病從寒起，寒從足下生。」腳寒對人體的傷害很大，腳部氣血循環不佳，會造成免疫系統功能下降，百病叢生。

中醫一切都圍繞「陰陽」來說理，在中醫看來，萬事萬物都以陰陽相對應，天地之間，天為陽，地為陰；人體之中，頭為陽，腳為陰……中醫有「頭為諸陽之會」的說法，也就是說，頭部是陽氣彙聚的地方，因此頭部嚴禁靠近高溫，中醫有名的艾灸療法，也嚴禁灸頭部，坊間流傳長年用冷水洗臉可防治感冒，道理也在這裏。

腳寒傷身，百病叢生

腳部則與頭相反，《內經》說：「陰並於下，則足寒。」腳為諸陰所聚，因此最易發冷，這也是為什麼很多女性以及老年人，一到寒冬季節便手腳冰涼，怎麼揉搓都無法溫暖。

腳寒對人體的傷害很大，有人做過實驗，將雙腳放在4℃的冷水中，3分鐘後就會流

睡前蹬腿操，安穩到天明

有失眠問題的人都可以練習，在晚上入睡前，平躺在床上，雙手抱頭，由緩到快進行蹬腿運動，一腿每次可達3分鐘，然後再換另一條腿，反覆進行，到覺得腿腳酸痛，難以耐受為止。具體時間和次數可日漸增加，不急在一時。

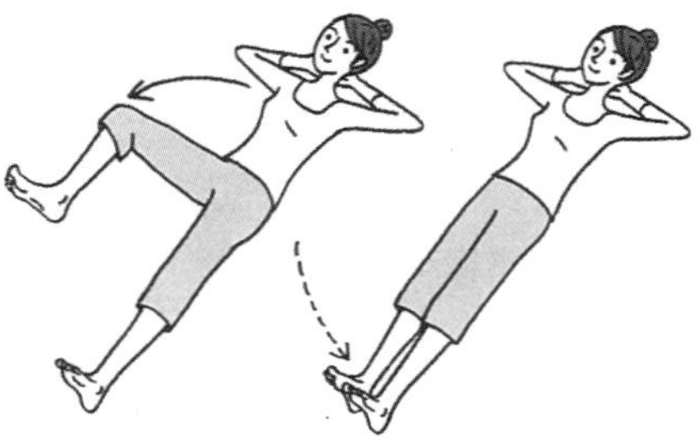

鼻涕，打噴嚏。道理其實很簡單，就是一個氣血運行的問題。中醫的「氣」分很多種，主管體溫，護衛肌表，防止外邪入侵的叫做「衛氣」，衛氣屬陽，因此又稱為「衛陽」。衛氣始於足太陽經，運行於體表脈外，如果足下溫度太低，則衛氣不足，衛氣失常就會導致感冒。《黃帝內經》說：「審查衛氣，為百病母」，可見衛氣異常是極易引起疾病的。如果用現代醫學來解釋的話，衛氣就是指人的免疫系統，衛氣充足則免疫系統牢固，人的抵抗力也會增強，否則就會百病叢生。

一位長者，夏天日子還好過，一到冬天，除了徹夜失眠不說，還三天兩頭就感冒，而且腰酸腿痛，又不是關節炎，西醫看了也不知道什麼病，只說是缺鈣，兒子孝順買了許多鈣片回家，可是吃來吃去，老人的症狀絲毫不見緩解。我叮囑每日要用熱水泡腳，之後再配合做保健操。實行1周之後，老人晚上睡覺安穩多了，腿腳也比較有力氣，沒事還能起來做點事情，不再感覺自己老而無用，心情自然開朗起來，不必鬱悶。

健康始於足下，踏出健康的每一步

一位上班族抱怨說她已經很注意足部保健了，還不時約三五好友去做足療，可是腳部卻還是經常冷冰冰，即使是大熱天也不見改善。我觀察她身形苗條，妝容淡掃，倒沒看出問題在哪裡。不經意間，看到她的鞋子，倒吸一口涼氣，鞋跟足有10cm高，高高的靴筒直到膝蓋，鞋尖尖細，我一看便知問題所在。都市中大街小巷，其實常看見女性穿著類似的高跟尖鞋，或許對她們而言，美感與流行是非常重要的事。

我告訴她，問題就出在這看似時尚的鞋子。這樣的鞋子容易擠腳，使得腳部血液循環不通暢；而鞋子過緊，靴筒過高，都會導致汗腺分泌的腳汗無法及時揮發，導致腳部潮濕。在冬天裏，腳部長期處在陰冷潮濕的環境當中，即使偶爾做做足療，又怎麼抵抗得了這長時間的寒冷？冰凍三尺，非一

挑鞋學問大

一雙能保護雙腳的好鞋，攸關全身健康，真正的品質不在於品牌或價錢高低，而是要能合乎下列五項重點：

1. 鞋子材質宜輕盈、柔軟、舒適、透氣、保溫。
2. 跟底不宜過高，平底與低跟鞋對健康較佳。
3. 鞋子前後與兩側寬鬆度都要適中，楦頭太尖、尺碼過緊的鞋子會造成腳部血液循環不良。
4. 避免裸露過多的鞋款，以免遭受寒氣。
5. 冬天想穿靴子，注意靴筒不宜過高，以免鞋內淤積濕氣。

日之寒，更何況女性本身氣血虛弱，運動不足，已經是容易致寒的體質了，哪受得了每日腳部寒氣浸潤？

最適合腳部的鞋子應該具備輕柔、保暖的條件，如果因為工作場合必需穿上違反健康的鞋款，那麼至少回到家裏，應即刻解開雙腳的「酷刑」，換上輕鬆舒適的拖鞋，或光著腳走路，讓腳部最大程度的放鬆，能夠睡前再泡泡腳，揉揉腳底的穴位更好，不失為一種補救措施！

春秋之際，上身涼爽下身暖

中醫養生學是世界上獨一無二的學問，千百年來，祖輩積累下來的養生知識遍地開花，隨便擷取一二，足以讓人受益一生。春、夏、秋、冬，四季輪轉，人的衣著增增減減也要跟著轉變。

一陣秋雨一陣涼，天氣已經明顯由夏入秋，人們也都紛紛換上了長衣長褲，怕冷的都穿上了夾克。我家樓下鄰居卻還穿著短裙，誓將這「美麗凍人」的精神發揮到最大極限。她看到我穿得很「暖和」，一臉地不可置信：「養生書上不是說春宜暖，秋宜凍的嗎？怎麼你提早穿上了厚衣服？」我啞然失笑：「這春暖秋凍也得有個限度啊。」經她這一提醒，我留心觀察一下，發現人們對於正確的春暖秋凍不求甚解。

季節轉換，衣著增減攸關免疫力

春天之所以要保暖點，是因為在寒冷的冬天，人體在厚重衣物的保護之下，血管處於收縮狀態，血液循環相對緩慢，體溫調節系統功能降低，人體各器官處於休眠狀態，

上薄下厚，最佳穿著

清代著名養生學家曹庭棟所著的《老老恒言》中就明確指出：「春凍未消，下體寧過於暖，上體無妨略減。」意思就是說：春天的時候，上半身可酌情穿薄點，但下半身一定要多穿一些。春天正是寒暑交替之時，上薄下厚，既收陰又養陽，與自然氣候變化協調一致，可謂「天人相應」。

抗病能力相對較弱。這就好比經過一宿的睡眠，清晨醒來，人雖然眼睛睜開了，但還需要一個短暫的清醒過程，有必要繼續在床上待一會兒一樣。身體各器官剛剛從「冬眠狀態」中「甦醒」過來，還沒適應天氣的變化，若在這時候換上薄涼的春裝，一旦天氣變化，就很容易引起感冒等各種疾病。

而秋天呢，氣候變冷也有一個緩慢的過程，人體也只有逐漸添加衣服，才好適應氣候的變化。剛剛轉涼便穿上厚衣服，會使得身體與冷空氣的接觸機會減少，而缺乏抗寒能力，到了嚴冬，會由於難以適應，產生各種疾病。事實也證明，每年的春天和秋天是疾病的高發期，在這兩季多注意衣著，是養生的一個重要環節。

說了這麼多，具體上應該怎麼去保暖，怎麼去凍呢？這裏告訴大家一個小知識，那就是保暖要從下半身著手，涼爽要從上半身涼爽起。也就是說春天氣溫升高的時候，上半身可酌情減衣，但下半身一定要多穿著點；而秋天氣溫下降時，下半身可先添點厚衣褲，讓上半身仍適當地涼一涼。

秋天添衣，若從上半身添起，是一種本末倒置的行為。因為秋天，雖然暑熱還未盡去，但地面溫度已經在逐步下降。這時候，上半身保持寒涼一點可以清肺熱，但下半身以及肚腹部還是得保暖，否則會難以抵抗寒氣，給身體帶來傷害。

清涼辣妹裝，健康落光光

年輕時，為了愛美穿著短裙短褲展現窈窕身材，然而下身太過涼快，過不了幾年，痛經、貧血、肩周炎、頸椎病等都會找上門來。

女性經痛比例頗高，四物、生化湯各種保健食品，甚至止痛藥，吃了總是治標不治本，每個月依然受罪。女性是最怕冷的一個群體，女性疾病，基本和冷有關係，但由於愛美之心強烈，女性對於保暖工作，通常也是做得最差的一群人。我常要提醒，穿衣一定要謹守「上薄下厚」的原則，夏天不要穿露背、露臍裝，春秋冬三季一定不要穿裙子，下半身保暖工作一定要做足。

中醫養生學是世界上獨一無二的學問，千百年來，祖輩積累下來的養生知識遍地開花，隨便擷取一二，足以讓人受益一生。可還是有那麼多人人捨本逐末，不在日常生活中調理，不從生活習慣下手，將希望寄託在藥物上，愈吃愈毒，怎能可能不受疾病折磨呢？多遮蔽一點身體，多搭上一件薄衫，做個「有層次」的女人，唯有健康，才會讓女人美得很自然。

環境、體質，制定自己的彈性養生

在網路上看到一則新聞，一位時尚雜誌的主編倡議，時尚人士不要穿長褲，並且不允許屬下工作人員穿長褲。其實，時尚是見仁見智的事情，也不一定符合健康原則。追求時尚的同時，也要多方思考，自己的情況是否真的適合。

養生的理念其實也是因地制宜，因人不同而需做調整的。就像眼前全球暖化，夏長冬短，溫差極端，春天時間也相對提早並減短，如果還謹守過去的原則，那只怕會悶出痱子來，或是太早收了冬衣，陰錯陽差的狀況百出。

尤其是一些特殊族群，如老人、小孩、孕婦以及心腦血管、呼吸道疾病患者，更不能死守教條，應該衡量自己身體的情況，隨機做服裝的增減，有彈性的養生，才能對自己發揮最大的幫助。

至於像那位時尚主編一樣生活的人群，常年處於空調房辦公、居住，出入乘車，早已四季不分，乍看之下似乎恒溫之下何須著長褲？但實際上，因為空調造成的身體害處更多，即使懂得注重保暖換上長褲，也未必能保證身體健康無恙。

治療經痛，食療、按摩雙管齊下

1. 治療痛經，可在晚上睡前按摩腹部100下。
2. 早晚用肉桂、粳米加紅糖煮粥喝。

按照這個方法堅持做3個月以上，可使女性月經順暢，經痛得以改善。

坐斷健康，陰陽兩隔氣血不通

現在的人往往是一邊做著傷害身體的事，一邊又在想著，有什麼辦法可以一勞永逸的讓身體保持健康。試問，天下哪裡有這樣的好事呢？不管是健康還是財富，都需要你平日裏秉持好的生活習慣，一點一滴的積累。

世界衛生組織發佈的報告顯示，每年全世界有２００多萬人死於久坐。而且，報告預測，到２０２０年，全世界將有70％的疾病是由坐得太久，缺乏運動引發的。生命在於運動，這可不是一句毫無意義的口號啊！

椅子上養出一身文明病

坐得多了，會引發太多的問題，便秘、痔瘡、腹脹、消化不良等還屬於輕微，不知道已經有多少人在受著腰椎、頸椎酸痛的困擾。久坐不動，血液循環會減緩，長期如此，心臟機能就會隨之衰退，那些本來就患有動脈硬化的老年人，隨時都有誘發心肌梗塞、腦血栓的危險。

最近總接到電話詢問「久坐病」的防治辦法。每個人都唉聲歎氣的說：「現在的生活方式如此，用電腦又不可能站著工作，一天下來腰酸背痛，渾身難受，這可怎麼辦呢？」一些女士更是大為抱怨，這樣坐著，整個身材都變形了，小腹婆、大肚腩都跑出來了，屁股上的肉肉也是日見增長。

一位年輕人很搞笑，說了一句：「工作沒有變，工資沒有變，頸椎腰椎有病變。」另一位患有前列腺疾病的中年男人更是哀怨：「開會不發言，前列腺發炎」。一位上班族也埋怨起電腦說：「也不知道誰發明的電腦，我現在看到這東西就生氣，恨不得一腳踢飛它。」

其實，電腦何罪之有？有「罪」的是現代人不健康的生活習慣。上班往辦公桌前一坐，一整天懶得動幾下，回到家裏，往沙發上一躺又是好幾個小時，一天就這樣「坐」過了。其實，這期間，難道就不能起來走動走動？

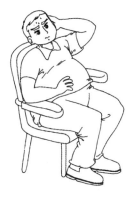

●久坐不動，會耗血傷陰，記憶力下降，不僅對工作沒有幫助，還會導致錯誤百出。

人不是機器，久坐不動，會耗血傷陰，記憶力下降，還會導致錯誤百出。很多人由於陰虛導致心火內生，五心煩熱，弄得注意力不集中，什麼事也做不下去。如果實在抽不出完整的時間，也可以每隔一兩小時，起來走動5～10分鐘，扭扭腰，轉轉脖子，這樣不僅工作效率更高，也不會耽擱什麼要事。

動出性福、動出好孕

曾經有一位企業高級主管很困惑地來找我，不好意思地講出她的問題，原來她跟丈夫已經結婚多年，可一直沒有懷孕。詢問之後，發現她的生活當中，幾乎沒有站起來的機會，上班時間自然不用說，路上也是以車代步，回到家裏，基本上已經是深更半夜，洗洗澡就該睡覺了。為她把脈，發現她氣血運行緩慢，典型的氣滯血瘀，據她說，這麼多年，痛經的現象一直沒有斷過，各式各樣的保健品也吃了不少，可是毫無效用。

唉！聽到這話，我真的不知道該說什麼了。女人捨得在自己的臉上，衣服、首飾甚至包包、鞋子上投入大量的金錢和精力，可為什麼就不知道關心一下自己的下半身呢？我讓她去醫院做檢查，結果發現，她的子宮內膜異

站起來，才能贏得健康！

想活就要動，不要過度依賴代步工具，多找機會走走路：

＊下班的路上提前兩站下車，散步回家。

＊孩子學校路途不遠，早上就陪孩子一起步行上學。

＊放棄電梯，改走樓梯。

＊看電視的時候，遠離沙發，將電視放高一點，站著看，一邊扭扭腰、踢踢腿。

＊打電話、與人聊天時，離開椅子，站著說，一邊踏踏步更好。

將原本習慣坐著處理的事，改為站著做，融合加入運動，由於久坐而導致的各種問題，自然不會找上門來。

位，淋巴栓塞導致輸卵管不通，這種情況又怎麼可能懷孕呢？

在配合藥物治療的同時，我告訴她，以後一定要多運動運動，哪怕再忙，每天也要堅持運動半小時。她皺著眉頭，似乎在努力思索，到底哪個時段可以挪出空檔來運動。畢竟她是聰明人，並不需要多說，小作思考之後便起身告辭。2年後再遇到她，已經生下了一個健康寶寶，如今是家庭事業雙豐收，正沉浸在幸福當中呢！

現代人除了不孕症的問題，久坐，最容易傷害的就是泌尿系統，還容易誘發各種婦科疾病，苦不堪言。而男性不育的禍害之一，頭號健康殺手是前列腺炎，也和久坐有著不可分割的關係，資料也顯示，司機是前列腺的好發族群。所以，長期開車的人一定要特別注意。

其實「久坐」並不是一個難以解決的問題，卻是現代人最容易犯的毛病。要想解決這個問題，關鍵還在於自己，只要腦子裏面時常有「久坐不利於健康」這個意識，有點空閒的時候記得起來走走，找盡各種機會多用雙腿步行，走得久的人，一定比坐得久的人更健康。

腳底平衡，從裡到外亮起來

橋之所以那麼牢固，「橋拱」結構功不可沒。橋拱緩解了過往車輛的壓力，使得橋面更加穩固。在人類的腳上，也有這樣為了緩衝體重壓力的「橋拱」，那就是足弓。足弓最大的作用就是保持人體平衡，緩解腳部壓力，避免腳部直接與地面碰撞，發揮「防震」作用。

喜歡逛街的人都會有這樣的體驗，逛一大圈下來，收穫不少，心情爽快，本來可以再接再勵，繼續血拼的。可是，卻有一個地方在高聲吶喊著：「回家，回家」。最後，出於無奈，也只好打道回府了。這個地方即使不說，相信大家也都知道了，那就是——雙腳。

人體的緩衝避震器——足弓

這也難怪，雙腳只佔據了人體表面積的1%，但承受的卻是人體幾十公斤的重量。當人行走時產生衝擊力，腳部承受的重量更是高達體重的3倍多。逛街，旅遊，隨便一

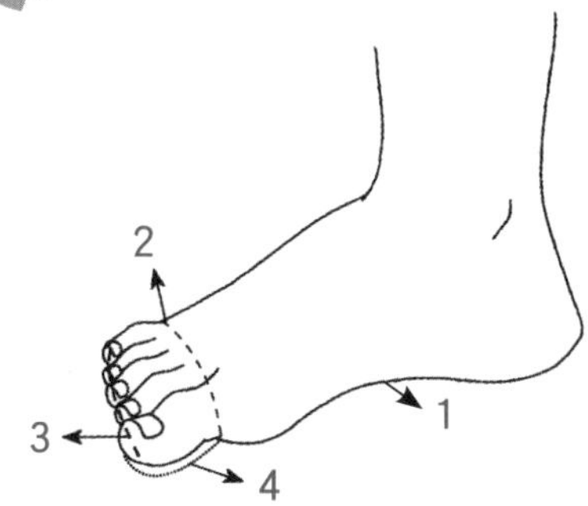

找找看你的4個足弓

腳底的足弓一共有4個：

1. 連接足跟和趾根的大足弓。
2. 大腳趾趾根到小腳趾趾根的足弓。
3. 大腳趾趾尖到小腳趾尖的足弓。
4. 趾根連接處到趾尖的足弓。

足弓就像橋拱一樣，保護著腳部，緩衝體重帶來的壓力。

如果能夠將這幾處足弓的作用都發揮出來，腳底的負擔會大大地減輕，人也會變得輕盈很多，即使逛街走路再多幾個小時，腳底也不會有鑽心之痛了。

走就是3、4個小時，想一想，腳底承受了多少壓力呢？

如果非要在自然界中找一個東西來比喻雙腳的話，我想橋是最合適不過的了，橋和腳一樣，以微弱的力量承擔著巨大的壓力。足弓最大的作用就是保持人體平衡，緩解腳部壓力，避免腳部直接與地面碰撞，具有「防震」作用。

在腳底有四個足弓，其中眾所周知的是大足弓，另外還有三處受到忽視，若能四點平衡，更有助緩解雙腳壓力。

想要發揮另外三處足弓的作用的話，腳趾是最大關鍵，如果腳趾頭能夠很好地抓地的話，這三處足弓也就自然而然的發揮作用了。我們知道，中醫是最講究平衡的，陰陽平衡幾乎貫徹中醫學的每一個角落。很多有名的老中醫都認為，評判一個中醫師水準的高低，就看他調動人體平衡力的水準。如果腳趾頭蜷縮，不能抓地，不能承擔身體的重量，身體重心都落在腳底上，一旦身體肯定不能平衡。身體不平衡，體內的各個器官也就無法正常運轉，隨之產生各種疾病問題也就在所難免了。

X形健康平衡理論

腳底不平衡，走路容易疲憊只是其中最輕微的問題，隨之而來的還有肥胖、腿部浮腫、關節腫痛、頭痛、便秘、高血壓等等疾病症狀。更不可思議的是，腳底不平衡還會導致臉部變形。不相信的話，可閉上眼睛，仰面躺下，請旁人從頭部檢查，看鼻樑和下巴的前端是否成一條直線，腳部有問題的人，很難在一個水準線上，而且大多患有頭痛的毛病。

《黃帝內經》說「上病下治」，一般的醫生只知道通過腳底按摩可以治療很多疾病，卻不知道腳底平衡也可以治病，自學有成的周爾晉先生提出的「上病下取，下病上取；左病右取，右病左取」的人體X形平衡法，在更深層次上延伸了《黃帝內經》的醫學領域。

怎樣才能發揮足弓的作用，保持腳底平衡，讓腳趾頭也能夠強有力地抓地呢？這裏推薦一個最簡單的辦法——踮腳尖。我有一位親戚在百貨大樓裏站櫃台賣化妝品，23歲年紀輕輕，因為常年穿高跟鞋站櫃台，弄得頭痛腰也痛，一天下來，原本纖瘦的腳丫子腫得像發酵的大饅頭。我告訴她在公司裏準備一雙平底鞋，到了公司就換下來，然後空閒

判斷自己的腳底是否平衡

判斷腳底是否平衡有以下幾個指標：

1. 抬起自己的腳，看看大、小腳趾有沒有向內側或者外側彎曲的現象？
2. 腳趾是不是蜷曲得很厲害，根本無法落地？
3. 小腳趾趾根有沒有疼痛感？
4. 小趾背或旁邊有沒有磨出硬硬的繭子？

如果以上答案有一項是肯定的話，那麼你的腳底需要重新找回平衡感了。

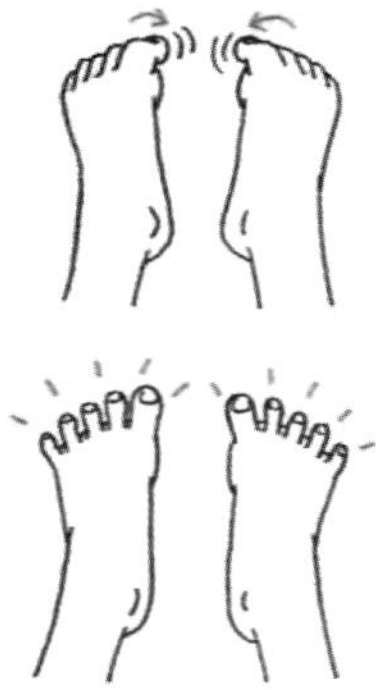

● 踮腳尖，除了可以讓腳趾頭和腳跟同時著地，增強人體的平衡感之外，還可以鍛鍊屈肌，刺激足三陰經。

時踮腳尖。3周下來，她告訴我，身體的疼痛症狀消失了，碰到以前的老顧客，都說她苗條了很多，身體曲線也更明顯了。說到高興處，還來了一個芭蕾舞式的經典旋轉，著實像隻輕盈的蝴蝶。

踮踮腳尖，養生治病

踮腳尖養生，在清代梁世昌著的《易筋經圖說》所附《八段錦》中就曾提到過，所謂「背後七顛百病消」說的就是這個。平時閑著沒事，將雙腳併攏，用力踮起腳尖，腳後跟離地，仔細體會腳趾頭抓地的感覺，然後再平放腳跟，讓腳趾頭、趾根連接處以及腳跟三點著地，感覺自己像棵樹一樣，牢牢地抓住土壤。再提起腳跟，反覆進行，這樣可以鍛鍊腳趾頭的力量，促進腳底平衡。這種方式簡便易行，不管是在公車站等車、看電視，或者是坐著沒事，甚至刷牙洗臉時都可以做，男人可補腎填精，女性可強腎利尿，老人可增強平衡能力，真可謂是男女皆宜的養生方式。

踮腳尖，除了可以讓腳趾頭和腳跟同時著地，增強人體的平衡感之外，還可以鍛鍊屈肌，刺激足三陰經，《黃帝內經》記載：「足之三陰，從足走腹。」足三陰經運行通暢，不僅外形更加清爽，五臟六腑也會變得靈動而充滿生機。只要你付出一點點，身體就會給予你豐厚的回報。而且這個回報並不是簡單的正向比例，而是呈倍數增加的。踮腳尖，你會發現，不光腳底平穩了，人生的境界會和你的體形相反，不是更加瘦削，而是更加寬廣。

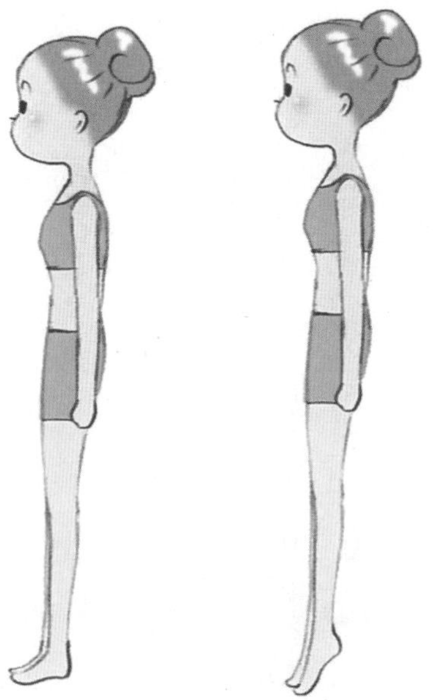

釋放足部壓力，從根源來排毒

中醫講「排毒」，就是指通過全身調理，提高身體自身的運化和對外界的適應能力，然後將各種有害物質轉化、分解，通過大小便、排汗、排尿、咳嗽等方式排出體外，身體各器清新乾淨，便能增強機能，維持每日的健康運行。

排毒養生已成為現代人的基本知識，排毒產品也如雨後春筍的推出，綠豆水排毒、SPA排毒、香熏排毒等層出不窮。不知不覺間，問我如何排毒的人越來越多了，大部分是女性。也難怪，對女性而言，美容是她們的第一生命，而排毒與養顏的關係又是如此密切。

身體強健，才有力量排毒

其實排毒在中醫來說，是一個很大的養生學概念，中醫講「毒」包括很多方面，體內代謝出來的產物，以及自然環境的「風、寒、暑、濕、燥、火」等「病邪」都是毒，人體是不可能避免這些毒素的。

中醫講「排毒」，就是指通過全身調理，提高身體自己的運化和對外界的適應能力，然後將各種有害物質轉化、分解，通過大小便、排汗、排尿、咳嗽等方式排出體外。要想做到這些，就必須依靠身體各器官強健有力，唯有器官機能強健，才能有效果的排毒，排毒順暢，也才能永續器官的健康，這是雙向良性互動的原理。

與目前流行的藥物、食物等排毒方式相比較，釋放足部壓力，才是真正從根源做起的排毒方法。足部承擔過重的壓力，直接就會導致下半身肌肉緊張，骨骼酸痛，中醫說「筋，束骨而利機關；骨，張筋藏髓，為一身之支柱。」氣血在全身上下運行，浸潤皮肉筋骨，滋養五臟六腑。當足部承擔過大壓力，氣血就無法下行，而遇到一點跌打損傷，傷寒暑熱更會導致筋骨淤阻，所以「氣滯血淤」在中醫最為常見，消氣化淤是中醫常見的治病方法，其實也是在排除體內淤血之毒。

一位臉色晦暗，並且經常長紅疙瘩的女性向我請教，說她看了無數中醫，中藥已經吃了好多副，市面上的排毒產品也都試了一遍，非但效果不佳，反而病況愈演愈烈，以前不曾有過的便秘，如今也找上了門。

看到她，我只能搖頭歎氣，這些人對養生一知半解，聽風便是雨，把報紙一角的小方法剪下來當作寶貝一樣奉行不疑。不對症的中藥和排毒產品，已經嚴重傷害了她的脾胃，脾胃消化食物的能力減弱了，便秘自然會找上身來。我告訴她，將所有的排毒產品全都扔掉，每天正常吃飯，喝水，如果可以的話，將高跟鞋收起來，換上舒適的平底鞋

二郎腿抒壓按摩操

晚上睡前泡泡腳，舒服的坐在椅子上，蹺起二郎腿，先將左腳放右腿上，用雙手抓住左腳，用兩個大拇指輪流在腳底按摩畫圈，然後沿著腳背、腳踝、小腿一直按摩到大腿根，之後換腿。如此一輪之後，站起身，做做腰腹部的運動，像體操一樣，前後左右彎彎腰即可。

走路，回家泡泡腳，對雙腿從足部、小腿、大腿進行按摩，搭配彎彎腰腹的柔軟體操。

她將方法記住之後就走了，我看得出來，她的眼睛裏充滿了不信任。沒想到，過了大概半個月，我回家，她已經在家裏候著我了，看到我進門，對我非常感謝。看到她，說實話，我自己都暗自吃驚，她的臉色紅潤白皙，雖然還有些小紅疙瘩，但整個人看起來精神奕奕，和之前灰暗的臉色簡直判若兩人。想來她比我想像的還要用功，否則不可能有如此好的效果出現。

她告訴我說，做這套操的第一天，身體就有了感覺，晚上睡覺明顯舒服很多，早上起來也沒像以前一樣渾身疲憊，白天工作也精力充沛。她還一臉不好意思地說：「當初會做這套操，其實也是因為吃藥吃怕了，抱著死馬當活馬醫的心態，真是沒想到效果會這麼好。」這套操，看起來簡單，但卻是釋放腿足壓力最簡單迅捷的方法。

六條經絡就是排毒之路

泡腳以及按摩腳底，都可以讓腳部壓力得到緩解，引足部三陰經的濕氣下行，從腳底排出。足部輕鬆了，氣血運行通暢，人的五臟六腑得到滋養，運化功能會加強。最重要的是，足部六經都要從下肢通行，所以揉捏下半身，能夠很好地刺激這六條經絡，讓氣血更加暢通無阻。

臟腑舒暢，淤氣消除，不僅體內健康，皮膚也會反映出效果。皮膚是人體最大的排毒器官，最後的毒素從皮膚排出，流通的氣血也刺激皮膚細胞更活化，一個簡單的動作，可以同時刺激神經系統、內分泌系統以及肌肉、骨骼系統，神經系統刺激人體內分泌，內分泌正常了，身體的很多問題自然會迎刃而解；而骨骼中的骨髓，更是細胞活力的來源，釋放腿足壓力和毒素，能夠幫助骨髓活化，無形之中就相當於活化了人體細胞，細胞活化了，皮膚明亮緊致，就是最好的證明，美麗由裡而外，不施脂粉，也能當個素顏美人。

上病下療，腳是身體的健康雷達

除了臉部，位居下半身末端的腳，也是反映健康的另一個重要觀測站。當人體器官發生病變時，腳部反射區會在第一時間做出反應，相對的，腳部出現問題，也會影響到身體其他內臟的健康。

隨著《人體使用手冊》等系列書的暢銷，人們對於經絡，腳底反射區療法等瞭解得越來越多，也知道通過敲膽經、按摩脾經等來治療自身相關部位的疾病。但事實上，很多重大疾病，在最初的時候根本沒有人能感覺到，比如人們一向談之色變的腫瘤，醫院裏檢測出來的時候往往都是晚期了。

糖尿病、腳氣腫，足部健康大威脅

為了能夠準確地判斷病情，西醫發明許多檢測儀器，以量化的指標來判斷一個人的身體是否發生病變，並將之稱為科學，以此攻擊中醫「望聞問切」為虛無縹緲。其實比起西醫解剖學的量化指標，中醫的整體觀念或許更值得我們相信。世間沒有兩片相同的樹葉，人的身體癥狀又怎麼可能完全一樣呢？

過去中醫「望聞問切」多關注疾病在臉上反應出來的症狀。其實，腳部也包含著大量的人體資訊，腳部出現疾病症狀，我們可以作為判斷臟腑問題的一個依據，不僅如此，刺激腳部穴位，也能直接治療臟腑的問題，可說是觀測站，也是治療的窗口。

臨床上發現，腳背、腳底、腳趾、腳趾甲，包括腳部溫度，都和臟腑問題密切相關：糖尿病患者會經常出現大拇趾腫脹現象；腳背部腫起或者凹陷，大多和腫瘤有關係；婦科疾病很容易在腳背內踝部位找到紫色斑點；那些血液循環不通暢的患者經常會感到腳底發麻；有頭部疾病，如頭痛、失眠的患者，腳尖的溫度往往比常人低一些。

腳部病變與臟腑之間的關係，古人早就認識到了，唐朝名醫孫思邈就有通過飲食來治療腳病的案例：曾經長安城內一個又一個富翁都患了奇怪的疾病，肌肉酸痛，身倦乏力，腳部浮腫，醫生們看了都束手無策。到後來，太守也患上此病，孫思邈不敢怠慢，在太守府中仔細觀察。最後發現，這些富翁與太守都有一個共同的嗜好，就是喜歡吃精米白麵。孫思邈讓太守將主食改成了粗糧糙米，並且將原先碾磨下來的穀糠、麥麩皮煎水讓大家服用。過了半個月，太守以及富翁的症狀都消失了。

其實，太守以及富翁患的是今天人們常見的腳氣病，是由於缺乏維生素 B_1 造成的。很多高血壓患者也會由於缺乏維生素 B_1 而出現腳部問題，因此對腳氣病，切不可掉以輕心，上了年紀的朋友出現腳部問題時，也可進一步認真做心腦血管方面的檢查，防患於未然。

說到腳部與疾病的關係，最有說服力的莫過於糖尿病。糖尿病足可以說是糖尿病併發症當中最厲害的疾病，因糖尿病足引發的截肢率達到40％。我認識一位朋友，年齡不大，40出頭，冬天的時候發現腳不舒服，皮膚乾燥不說，腳趾、腳跟都潰爛了，而且還出現肌肉萎縮現象。我跟他說可能是糖尿病，他被我逼著去做血糖檢測，結果發現空腹血糖已經達到了12.7mmol/L，拿著化驗指標在手上，才不得不相信。後來將血糖控制下來之後，腳部問題才慢慢調理好了。

護理雙腳，就是在保健臟腑

臟腑病變會反映在腳上，通過腳部護理，也可以輔助治療臟腑問題，對這一點，元代著名醫學家朱丹溪早有言在先：「欲知其內者，當觀乎外。診於外者，斯以知其內，蓋有諸內者必形諸於外。」

腳部的衛生也不可忽視，每天用熱水洗腳，換上乾淨的襪子。腳繭過厚時，用浮石輕輕打磨，千萬不要因為腳質層厚而用手撕扯，那樣很容易對腳造成損傷。有特殊疾病的患者，如糖尿病人等，發現腳部併發症時，用藥一定要經過醫生的認可，不能胡亂用藥。

多關心腳部，多觀察腳部，當人體器官發生病變時，腳部反射區會在第一時間做出反應，腳部出現問題，也會影響到身體的健康。因此，在對臉部呵護有加時，我們更不應該忘記腳部的功勞，平時不光要對腳部細心關照，更要經常檢查腳部是否有異樣，以便及時地發現身體潛在的問題，及早治療。

2

動動下半身，就可以帶來全身的改變

人體有70%的肌肉群在下半身，
從腰腹到腿腳，站立、行走都要用廣大的肌肉群，
當肌肉舒張、伸縮之間，連帶牽動滿佈的血管、經絡，
使氣血上下運行，這正是身體維持暖機狀態的健康本能。
捏捏腳踝、光腳走路、刷刷腳板，
男人可以消除啤酒肚、脂肪肝；
女性可以防治婦科病、美膚纖體，
對於電腦族常犯的肩頸僵硬、腰椎疼痛、四肢麻木，
皆可透過本篇簡易的下半身運動，得到很好的治療。
追求健康，遠離疾病，比你想像中的輕鬆多了。

正確的行走方式帶來「美麗新改變」

中國傳統文化講究因果相襲，因成果，果成因。身體內在的資訊，可以影響外在走路的姿勢，那麼通過調整步伐，身體甚至心理上的問題，也可以得到緩解，甚至得到根除。

上小學六年級的兒子放學回家，一臉的不高興。瞭解事情的原委之後，我不禁陷入了沉思。事情起因於「邯鄲學步」這個成語，老師說成語中那個學習別人走路的燕國少年不值得學習，但兒子卻據理力爭，認為燕國少年是值得學習的榜樣，因為他善學模仿。沉思之後，我認為兒子的觀點是對的，那個燕國少年學習邯鄲人優雅、輕快的走路步伐，這並沒有什麼錯。只因為沒有學成，所以成了人們嘲笑的把柄；但是如果他學成了，想必又會是另一番評論。

一個人的走路姿勢，不僅和他的健康息息相關，也和他的形象，甚至前途都有很大的關聯。現在很多勵志類的書籍在教導人們培養自信心的時候，都會講到一點，就是抬頭挺胸，快速走路。確實，輕快、矯捷的步履可以傳達出健康、自信的資訊，而一個得了重病，或者心有千千結的人，是無論如何也走不出這樣的步伐的。

站如松，行如風，重塑行動曲線

中國傳統文化講究因果相襲，因成果，果成因。身體內在的資訊會影響外在走路的姿勢，那麼通過調整步伐，身體甚至心理上的問題也可以得到緩解乃至根除。所以，我要說，邯鄲學步沒有錯，學習正確的行走方式不僅是前途所需，更是健康所需。為了更高品質的生活，每個人都有必要認真學習正確的行走方式。

那麼怎樣才算是正確的行走方式呢？老祖先們也曾言簡意賅的給我們講解過，那就是：站如松，行如風。站立時，底盤牢牢地抓在地上，讓人感覺穩如泰山。從側面看，耳、肩、髖、膝、踝等部位都在一條垂直線上，整體給人一種挺拔筆直、玉樹臨風的感覺。要想達到這個效果，就要在站立時，腳底牢牢抓地，膝蓋內側夾緊，雙手自然下垂，脊柱保持正確的生理曲線，挺胸收腹，雙目平視，頭頂如懸有一根絲線。這種站姿不僅給人一種沉穩、自信的感覺，可以幫助呼吸，改善血液循環，而且還有緩解身體疲勞的作用。

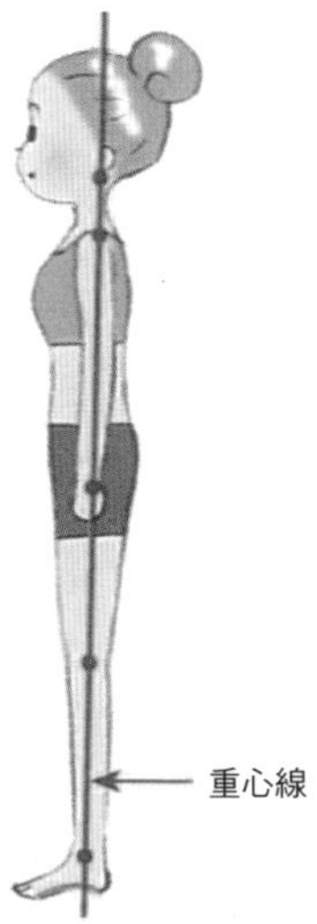

●正確的站姿為耳、肩、髖、膝、踝在一條垂直線上。

正確的走路姿態，必須在正確的站姿基礎之上進行。以前人們總認為走路時應該腳跟先著地，其

優雅站姿鍛鍊訣竅

1. 站立、行走都保持抬頭挺胸。
2. 每天背部貼牆站立15分鐘。
3. 站姿訓練時，可頭上頂著一本書，鍛鍊平衡感。

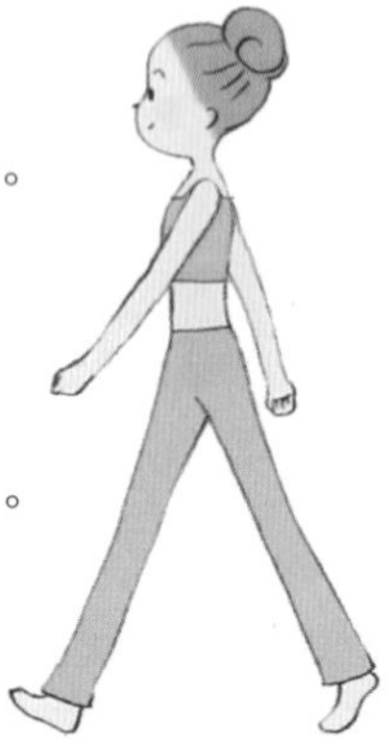

健康走路正確步法

1. 膝蓋自然彎曲。
2. 走路速度應有勁有速，不宜過慢，也不宜急躁。
3. 步幅不超過肩寬。
4. 雙臂微彎，貼近身體，自然擺動。
5. 身體有節奏韻律感的行走。

實正確的走法是腳部三點同時著地，最大程度的保持腳部平衡，這就要求走路時膝蓋自然彎曲，而不是伸直膝蓋。走路速度要快，但幅度不能太大，「大步流星」的行走方式必然會導致腳跟先著地。步履沉穩有力，速度卻像一陣風似的行走方式是最好的。走路時，雙臂微微彎曲，在身體兩側夾緊，前後自然擺動，全身產生一種節奏般的韻律。久而久之，非但身體的很多疾病（尤其是關節疾病）會祛除，心理的很多問題也會不治而癒。

走姿透露健康訊息

我一個上班族朋友，30歲之前，那是人人稱羨的帥哥，１８０公分的個頭，鶴立雞群，想不起眼都難。結果，前幾年碰到他，竟像個小老頭一樣，拱肩縮背的。跟我大倒苦水，說常年加班，腰椎、頸椎都不行了。我看著他，心裏直哀歎，現代的生活方式真不知道是好是壞。我把他的背一頂，提醒他抬頭挺胸走路，走了沒幾步，他就說感覺好多了，好像憑空生出了幾分力氣。告訴他回家之後，每天背部貼牆15分鐘練站姿，頭上頂本書。

2個月後再見到他，明顯地不一樣了。他跟我說，自從聽了我的意見之後，就沒再坐車，而是每天走半小時上下班，原先每天下班沉重的肩膀明顯輕鬆了，腰部也有力量了，真是感到前所未有的舒服。

中國人喜歡講：相由心生。其實，心又何嘗不由相來定呢？要想改變自己的生活狀態，光是靠內心所想，終究難以成事，不如起而行，首先從改變自己的走路姿勢做起，其他的一切自然都會隨之改變。

高血壓病灶的關隘——腳踝

足三陰經與三陽經都要從腳踝經過，腳踝就好比氣血運行的一個關隘，要想氣血能通暢地在體內循環，一定要時時轉動腳踝，刺激腳踝部的穴位，給全身氣血運行推波助瀾。

時常會有朋友跟我討教高血壓的簡便防治方法，弄得我左右為難，高血壓西醫治了這麼些年也沒什麼顯著療效，加上發病原因很多，最根本的：不要生氣，不要動怒，保持平常心，這些原則只能成為保養預防之道，如今高血壓幾乎已成為「國疾」，症狀較嚴重的患者，則需更進一步的治療方法。

上亢問題，全因下虛

中醫當中雖然沒有「高血壓」這一病名，但文獻資料中對其病因、發病機理、症狀和防治方法卻早有記載，如《黃帝內經》說：「諸風掉眩，皆屬於肝」、「腎虛則頭重高搖，髓海不足，則腦轉耳鳴」，認為高血壓與肝有關；而藥王孫思邈《千金方》也指

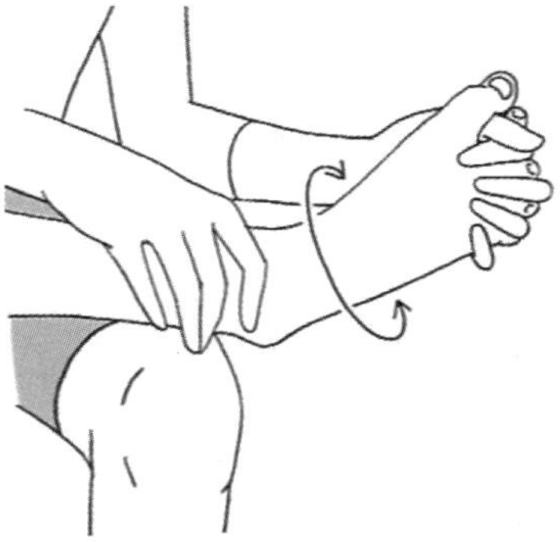

● 轉動腳踝不拘形法，隨便轉動，直至腳踝有舒適、略微發熱的感覺。

腳踝動動活血操

方法1.

轉動腳踝不拘形法，隨便轉動，使腳踝有舒適、略微發熱的感覺即可，比如看電視時，坐在椅子上，取蹺二郎腿的姿勢，將左腳踝置於右腿上，用左手握住左腳踝靠近小腿處，右手握住左腳前腳掌旋轉活動腳踝，順時針、逆時針方向各10次，然後換腳進行。

方法2.

以一腳垂地，另一隻腳伸直懸空，配合呼吸活動腳掌和腳踝，即吸氣時腳尖儘量往回勾；呼氣時腳尖儘量向下壓（繃直腳踝）。腳掌動作必須配合呼吸，兩腳分別交替做10次。

出：「肝厥頭痛，肝火厥逆。上亢頭腦也」、「其痛必至巔頂，以肝之脈與督脈會於巔故也……肝厥頭痛必多眩暈」，同樣認為高血壓的形成與肝脫離不了關係；而《丹溪心法》則說：「無痰不眩，無火不暈。」……

從這些文獻資料中，可以得知，高血壓屬於中醫裏面「頭痛」、「眩暈」、「中風」的範疇，問題主要在於肝腎兩髒，這也得到了業內人士的認可。

當人因為各種原因導致肝氣內鬱，或者腎陰虧虛時，都會導致肝臟滋養不足，損耗肝陰，陰陽失衡，肝陽上亢，下虛上盛的病理現象，這時候，人就會出現頭痛失眠，甚至四肢麻木等高血壓疾病的典型症狀。

三陰三陽，腳踝經絡多

只要找到了病源，那麼防治起來就容易得多了。為了保持肝腎的陰陽協調，最重要的是讓人體氣血行走通暢，正所謂「通則不痛，痛則不通」，陰陽一旦平衡，身體的各種症狀也會自行消失。我們知道，足厥陰肝經和足少陰腎經，循經路線都從腳部往上走，腳部的氣血運行越通暢，對肝腎的滋養力度就越大。在這當中，絕大多數人都知道腳的重要性，但卻忽略了一個關鍵部位，那就是——腳踝。

中醫養生學早就有「動其稍節，工於腳踝」之說，足三陰經與三陽經都要從腳踝經過，腳踝就好比氣血運行的一個關隘，要想氣血能通暢地在體內循環，一定要時時轉動腳踝，刺激腳踝部的穴位，給氣血運行推波助瀾。幾乎所有與足部經絡有關的疾病，如膀胱、腎、脾、胃、肝、膽等部位的症狀，都要多動動腳部。

有位老朋友性烈如火，年輕時候大碗喝酒，大塊吃肉，惹下一身的疾病，後來在我的調治之下，身體狀況大為改善，並且喜歡上中醫知識，成了一個不折不扣的「中醫迷」，自己和身邊的親人都受益匪淺。但歷時20年來的高血壓卻一直伴隨左右，揮之不去，生活中稍為不注意，血壓便升高猛竄。

後來，老友在腳踝運動下功夫，加上天馬行空，發揮創意，每天晚上睡前，躺在床上，用雙腳寫字，這樣一來不覺得枯躁，二來還活動了腳踝，確實是很有趣的方法。堅持了半年之後，一天他興沖沖的跑來我家，拉著我就往外走，嘴裏說著，一定要跟我好好喝幾杯，以示慶賀。

看他興致如此之高，我也不便打斷，好在學習中醫之後他已經不會海量喝酒了。低吟淺酌之中他告訴我，這半年，他堅持轉腳踝，並且帶動他的一幫高血壓患友，每個人都感到了明顯變化，血壓比以前平穩多了。最神奇的是，身邊好幾個朋友用了此方法之後，發現臉色都「亮」了很多，臉上原有的一些老年斑也淡化了不少，誰能相信，轉動腳踝還有美容的效果？這實在是太讓人意外了。

看著老朋友鬚髮斑白，在興高采烈之餘，還悠悠然，慢斟慢品的樣子，我不禁心生些許感動，中醫何止治療一個高血壓。最重要的是，它能夠改變一個人的品性，讓人變得溫和、從容，從內心裏更加的關愛自己，並且惠及身邊的朋友。

赤足行走，吸收地氣好養陰

從中醫的角度來說，天為陽，地為陰，接受地氣可以養陰，吸收負離子。而如今，人們住得離地面越來越遠，難以吸收地氣，也難怪人們會越來越「火」大，浮躁不堪。「赤足行走」其實是人類最原始的自然療法。

大概每個人都有這樣的體驗吧，尤其在秋天，手摸到哪裡都像觸電一樣，穿脫毛衣，衣服蟋蟋作響；用梳子梳頭，頭髮會追隨梳子起舞。這個道理，學過物理的人都知道，是靜電的原因。那麼，幾千年以前，我們的先輩也倍受靜電的困擾嗎？答案是：並沒有。

正電過多易病體質

不要說古人了，大家回想一下自己的幼年時代，生活中可曾受到靜電帶來的麻煩？相信很少人有這個感受吧，其實道理很簡單，因為那時候我們天天光著腳丫子到處跑，身體裏有再多的正電荷，也被地氣接走了，哪裡還會感受到什麼靜電？

平衡正負電荷，釋放壓力赤足須知

休息的時間，去廣場、郊外，找一些鵝卵石平鋪，或乾淨的草坪、泥土路、沙灘等地面，赤足走上半小時，如果只能等到下班，就在晚上回到家裏，脱下鞋子，在屋裏行走也可以，總之，讓腳部得到最大程度的放鬆。

無論在何種地面行走，一定要注意地面乾淨，避免鋒利的石子或碎玻璃，尤其對於年邁體衰的老人來說，在鵝卵石地面、公園的健康步道，最好都穿上軟底防滑的布鞋，或者穿厚一點的襪子，以免過度刺激腳底，反而不利於養生。

從中醫的角度來說，天為陽，地為陰，接受地氣可以養陰，吸收負離子。在乾燥的地區，很多人一到秋天會流鼻血，嘴唇發裂，人們多認為這是缺水所致，相信很多人已經證實了「喝水無用論」，其實真正的原因在於陰虛，所謂陰虛生內熱。到了秋天，人們都知道，要多吃一些滋陰潤肺的水果，這也是為了養陰。除了食補之外，赤足行走，對於陰虛躁熱的人來說，實在是一種最自然的養陰方法。

一個朋友從四川老家去了北方，沒過幾天，便打電話來說，北方真是乾燥啊，剛剛洗完臉，還沒來得及抹乾呢，皮膚已經緊繃了，不僅如此，頭髮也是乾枯如草，抹多少護膚霜，吃多少滋潤的東西都沒有效果。最要命的是很容易上火，引起口腔潰瘍，嘴裏動不動一片潰爛，吃飯喝水都成問題。我告訴他這是乾燥所致的陰虛內熱，最好的辦法就是赤足行走，接收地氣來養陰。

朋友聽我建議，也開始儘量赤足而行，過了2個月，打來電話說，北方已經立秋，天氣更為乾燥，樹葉枯黃，雨絲難覓，不過他的症狀已經完全沒有了，似乎身體已經適應了北方的乾燥。所以，要安全地渡過這個「北方之秋」完全不成問題。

為朋友慶幸之餘，也深感如今人們的生活方式與健康漸行漸遠，以往人們住茅屋，房前屋後，跑來跑去，不覺疲憊。而如今，樓越蓋越高，離地面越來越遠，難以吸收地氣，加上人們用各種鞋子時時刻刻將自己的腳包得滴水不漏，也難怪人越來越「火」大，浮躁不堪。這樣想來，「赤足行走」實在是原始人類健康生活的本能。

正當我極力給朋友們推薦這一方法時，一位遠在國外的朋友給我打來電話，說這一方法在外國也極其流行，這倒讓我有些意外了，因為據我所知，西醫向來對中醫有著極其強烈的牴觸感。

朋友是個直性子，見我不太相信，便搬出了西方報紙中的評論，說科學對於赤足行走利於健康的解釋：在地球與電離層之間存在電場，本來一切生物都與這個環境和諧共生。但是現代化的生活卻使人們脫離了負電荷，積累了過多的正電荷，導致正負不均，使人容易生病。

科學所謂的正負電荷，和中醫的陰陽平衡其實是相似的，說白了，就是人體一定要適應自然環境，與自然和諧共生，達到天人合一的境界，如果違背了這一自然規律，人體就會出現各種不適症狀。中醫、西醫雖然著眼點不一樣，但最終的共識還是一致的。

放電兼按摩，安眠抗憂鬱

中醫認為，赤足行走不僅可以接收地氣，利於養陰，還對腳底有按摩作用，可以刺激腳底反射區，有助於強身健體，防止衰老。而西醫認為，赤腳行走不僅可以治療一些腿腳部的疾病，對於神經系統的疾病也有很好的效果，比如神經衰弱、失眠、抑鬱等現代人經常得的一些亞健康狀態的疾病。所以赤腳行走，除了消除惱人的靜電問題，還有許多治病的實質功效。

古人早就說過：「樹大全憑根深，人壯全憑腳健。」赤腳行走利於養生，無論在東方還是西方都得到了證實。中國人缺乏自信，對國產的東西大多不太信任，不管什麼東西，留洋之後似乎就鍍了一層金，因此出口轉內銷的東西往往比較流行。赤腳行走這一中國傳統的養生方式，經過西方人詮釋了一翻之後，也許更加地錦上添花，人見人愛了，能放諸四海皆行的養生法，其價值應該是無庸置疑了。

要想身體結實，先正視腰部以下的肌肉群

如果用房子來比喻人體的話，那麼肌肉無疑就是那一塊塊壘起房屋的磚頭。小小的磚頭壘成了棟棟高樓，而塊塊肌肉，也是奠定人體大廈的基石。

我們知道人體的血液循環是需要通過心臟來運轉的，心臟就好像一個血液供應站。但拳頭大小的心臟，怎麼可能完成得了如此繁重的任務？

這就是肌肉的作用，肌肉的舒張和收縮帶動了包含在肌肉裏面的血管伸縮，因而刺激血液正常流動，幫助心臟完成它的工作。當人體靜止不動時，下肢會浮腫，就是因為肌肉不運動，導致血液無法正常流動，心臟的負擔增加。

除此之外，肌肉還是人體的產熱器官，即使是靜止狀態，肌肉產生的熱量也能占到人體消耗的熱量的20％；運動時產生的熱量更是占到40％～50％。正是這些熱量維持著人體的新陳代謝，提高人體的免疫力，避免各種疾病的侵襲。

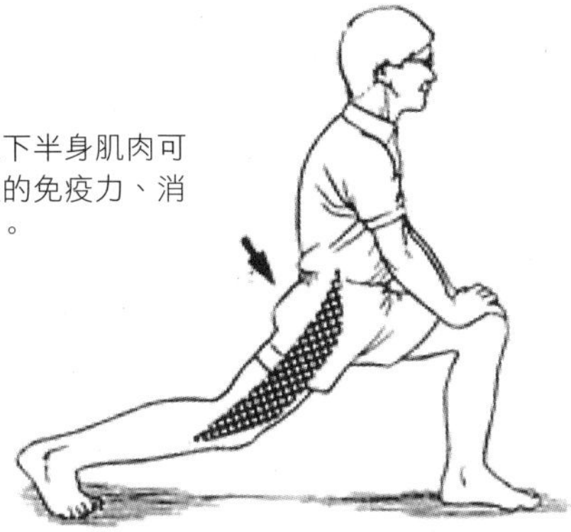

●男性鍛鍊下半身肌肉可增強肌體的免疫力、消除啤酒肚。

人體70％的肌肉在下半身

鍛鍊肌肉，可以提高人體的溫度，體溫升高了，人體的抵抗力也會隨之提高，疾病自然會不治而癒。據現代科學研究，腫瘤的產生就是由於人體溫度太低，通過提高體溫來殺死癌細胞的科學工程也正在研究當中。

人體肌肉有70％在腰部以下，可見鍛鍊下半身肌肉多麼重要。尤其對於女性而言，鍛鍊下半身肌肉不僅是健美的需要，更是健康的需要。女性下半身脂肪過多，肌肉缺少鍛鍊，不僅臃腫難看，而且會導致各種婦科疾病的產生。幾乎所有的婦科炎症，如陰道炎、盆腔炎等，都和血液循環以及自身抵抗力密切相關。女性體質本來就偏冷，血液循環不通暢，平時多鍛鍊大腿、腹部以及腹股溝的肌肉，不僅可以塑造緊實修長的大腿、平坦的腹部，很多婦科疾病也會隨之漸行漸遠。

對於女性來說，仰臥起坐和空中腳踏車，都是鍛鍊下半身不錯的方法。仰臥起坐主要是鍛鍊腹肌，因此最好放棄旁人壓腳踝的幫助，而靠腹部的力量來幫助上半身起來。雙腿屈曲90度，當身體離開地面時，腹肌應收起，並稍做停頓，然後再慢慢下降。空中腳踏車顧名思義，就是仰臥將雙腳抬起，在空中作踩踏自行車狀。這兩組動作可隨意為之，平時運動量少的人可由少量開始，循序漸進，直至做到１００個為佳。

預防疾病，從鍛鍊肌肉開始

下半身肌肉鍛鍊，不僅能夠有效治療婦科疾病，還是成長中的孩子增高的一劑「良藥」。人們總以為，孩子要多跑多跳，只有像打籃球這樣能夠刺激骨骼生長的運動才能增高。實際上，肌肉鍛鍊也能夠通過促進體內生長激素的分泌，進而促進骨骼的生長。因此，25歲以下的青少年朋友在選擇運動項目的時候，除了那些跑跳類的項目之外，也可以適當選擇一些俯臥撐之類鍛鍊肌肉的運動。這種運動就好像敲邊鼓一樣，對骨骼生長起一個推波助瀾的作用。

下半身肌肉鍛鍊，對於不同人有不同的功效。就好像中醫師手中的幾劑湯藥，原材料就那些，但增增減減之間，各種疾病也隨之而癒。女性鍛鍊下半身肌肉，可避免婦科疾病的困擾；男性鍛鍊下半身肌肉，可增強肌體的免疫力、消除啤酒肚；孩子鍛鍊下半身肌肉，可強健體質，促進身高增長；而老人，通過步行來鍛鍊下半身肌肉，對於糖尿病、各種心腦血管疾病以及關節、骨質疏鬆等老年性疾病，都有很好的療效。

心臟供血不足，蹲下來解決

人之所以蹲下去起來的時候會眩暈，很重要的一個原因，就是人體內血液循環不通暢。經常練習下蹲動作，就等於在刺激心臟和腿部之間的血液流通，增強心臟功能。

一位女性跟我說，她只要蹲在地上，時間稍微久一點，起來的時候便覺天眩地轉，腦子一片空白，如果不立即扶住牆的話，很可能會摔倒。我剛想要說這是典型的貧血症狀時，這位女性朋友便先說：因懷疑是貧血，所以吃了很多補血的保健品，什麼紅棗、阿膠、當歸、營養口服液等等。去醫院，醫生也說這是體質虛弱造成的，打針吃藥沒什麼用，建議她從日常生活中著手。可是，已經好幾年了，症狀絲毫不見改善。

加強幫浦馬力，放低身段好氣色

看樣子，為了解決自己的問題，她已經看了不少養生保健方面的資料了。一些常識問題對她來說，根本就是多餘。看著她妝容精緻卻蒼白的面孔，我思索了好半天，想起了以前一位老病友。

老先生退休之後在家裏沒什麼事，訂了很多的中醫養生雜誌，天長日久，竟成了半個中醫。不僅治好了自己頭暈目眩的問題，還連帶著幫社區裏一些老年朋友詢醫問藥，號脈問診，沒有絲毫的老邁、頹廢之象。

老人家從小便體質虛弱，血液循環不順暢，從來都不敢久蹲，一蹲下去，如果起來倉促了一點，很可能摔倒。為此，他在廁所裏也曾出過幾次很危險的狀況。我雖然給他看過病，卻也沒找到好的解決辦法，只是囑咐他好好吃飯、休息，調整自己的體質。後來，他通過摸索，自編了一套「下蹲功」，治好了自身的問題，真的可以說比八仙之一的「鐵拐李」還厲害。

「下蹲功」很簡單，只要有一定的空間，當然最好是空氣清新的地方，打開雙腳與肩同寬，閉目深呼吸一次。然後開始下蹲，剛開始的時候可做半蹲，也就是大腿和小腿形成一定的角度，這個度數依據自己的體力狀況，不能強求，如果能做到90度最好（旁邊最好有扶手，以防不測）。2秒鐘之後站直，挺胸收腹。然後再深呼吸一次，再蹲下，如此重複60次。

進階全蹲功，增強心肺功能

學習半蹲功一段時間，到感覺自己的體力大有增強的時候（大概1個月左右），就可以練習全蹲了。全蹲和半蹲的準備動作一樣，只不過下蹲的時候要徹底地蹲下去，讓大腿後部和小腿肚貼近，然後站直，每次也練習60次。

曾有老人家原本體質很差，爬上3層樓梯便氣喘吁吁，走上一段路便要歇息好半天，練習了下蹲功大概1年之後，整個人的精神狀態為之一變，經常步行10多里路都不覺得累，還能健步如飛，從背後看過去，根本不像將近古稀之年的老人。

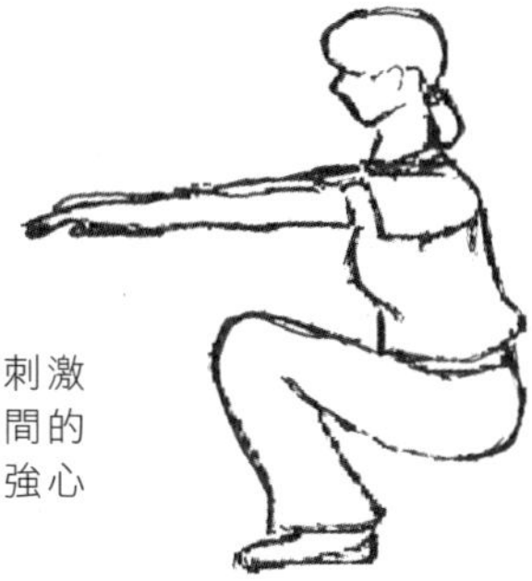

● 下蹲動作可以刺激心臟和腿部之間的血液流通，增強心臟功能。

下蹲功勤練要訣

1. 空氣清新的地方，打開雙腳與肩同寬，閉目深呼吸一次。
2. 剛開始的時候可做半蹲，也就是大腿和小腿形成身體可承受的角度，不強求，如果能做到90度最好。
3. 2秒鐘之後站直，挺胸收腹。再深呼吸一次，再蹲下，如此重複60次。
4. 半蹲功練熟了，心臟功能增強，可進階練習全蹲式。全蹲和半蹲的差別只在蹲的時候要徹底蹲下去，大腿後部和小腿肚貼近。

可能有人不相信，下蹲的功效有這麼大嗎？不是我吹牛，下蹲的作用又何止一點兩點呢！挑重點說，這個動作可以增強心臟功能。之所以蹲下去起來的時候會眩暈，很重要的一個原因就是人體內血液循環不通暢，人蹲久了血液都沉下去了，一旦站起來，回流不及，就會導致腦部供血不足，形成瞬間腦部缺血，因而頭暈目眩。經常練習下蹲動作，就等於在刺激心臟和腿部之間的血液流通，增強心臟功能。所以，常做這個運動，還可以預防很多老年疾病，如老年癡呆症等。

女患者聽我說了之後，回去試著做了2個月便告訴我，效果奇好。非但體質變好，以前胖胖的腿部也緊實了許多，最不可思議的是，已呈下垂趨勢的胸部也重新恢復了挺立狀態，焦躁不安的心理也平和了許多。這些好處也讓我驚訝不已，沒想到下蹲還有這樣的好處。繼而一想，確實也是，蹲位原本就是天姿，胎兒在母腹之中就是蹲著的，下蹲的時候，人會感到異常的安全，這樣心理安定感自然會增強。在蹲的時候，乳房非但不會上下甩動，還可借助大腿和腹部的擠壓力，使腹部的脂肪向上移動，同時按摩了雙乳，促進了乳房部位的血液循環。

有人說生活就是不斷解決各種不同的問題，其實身體也是這樣，現實生活總會給身體造成各式各樣的負面影響，為了能夠保持良好體能，我們需要不斷地想辦法解決這些身體的問題。在我們解決一個問題的同時，其他的問題也會得到解決，人生境界、身體健康便由此無形之中得到提升。

踢腿拍足，啟動經絡，健康利滾利

胡適曾說過一句名言「凡是要等到有了圖書館才肯讀書的人，即使蓋了圖書館，也不會真的去讀書。」健身也是一樣的道理，如果你有心去運動的話，哪裡非得找個健身房呢？

走出社區，就會接二連三的收到各種宣傳單，有一陣子經常收到健身房的傳單，要收會員費的。許多人說：「哇！真的好便宜，才幾百塊錢，什麼運動都可以練習。」也時常會有朋友來諮詢，說在健身房辦了張卡，可是不知道什麼項目適合自己，現在瑜伽挺熱門的，是否就該練習瑜珈呢？

全身動動，牽引經絡

說實話，對於健身房，我一向不太認同。我家樓上有位大哥，將近50歲的年紀，獨自經營著一家廣告公司，又要應酬客戶，又要管理公司的大小事務，每天忙得不可開交，經常深夜1、2點才聽到他回家的聲音。可是人一點都不顯老態，甚至看起來比我這個名為養生專家的人還更有精神。

有一天傍晚，難得看到他在社區裏散步，一邊走，一邊抬腿，還用手拍來拍去的，像小孩踢毽子似的，我看著暗自好笑，沒想到平日裏一臉嚴肅的他，也有這樣童心未泯的時刻。我走過去笑道：「您還有這樣的閒情逸致啊？」他也笑：「是啊！偷得浮生半日閑，趕緊運動一下。」

我這才注意到，原來他一直用左右手和左右腿交替在運動，而不是小孩子一般興之所至的遊戲，不禁心生疑惑，這是什麼運動呢？這位大哥聽了我的問題之後，哈哈大笑，說：「這個呀，是我自己琢磨出來的。你看我現在精神十足，可不知道，30來歲的時候，因為瘋狂工作，我的身體差得不行，一度在醫院裏調養了1個多月。醫生告誡我說，一定要多運動。從此以後，我才開始注意起自己的健康。」

其實以前也找盡理由：我天天那麼忙，哪有時間運動啊。機緣湊巧，一次陪客戶的時候，一位老先生告訴了我這個方法，說只要有空閒的時候，站起來拍拍走走就可以了。老先生那可是業界名人，我想他既然這麼說了，就試試吧！這一試就沒放手，確實是作用不小，不管什麼時間，只要有空閒的時候就會運動一下，這麼多年下來，也虧得這零星的運動累積起功效，才讓我現在還有精力工作啊！

手腳互動，健康倍效

人體有12條經絡，其中6條循行於足部，6條經過手指端。踢腿拍足的時候，同時啟動了手足部的12條經絡，促進全身的血液循環。看起來悠閒緩和，實則內力深厚，不知不覺當中，經絡得到了疏通，衰老自然就會無限期的延緩了。

踢腿拍足，動作非常簡單，不管是正在成長中的小孩，還是年邁體衰的老人；也不管是天氣晴好，心情閒適的日子，還是陰雨綿綿，出行不便的時候，都可以在寬闊的空間，或者家裏狹小的範圍也能進行。只要換上寬鬆的衣服，方便的鞋子，站穩之後，左腳向前邁一步，踢右腳，同時用左手掌拍打右足背；然後換左腳和右掌，如此反覆進行，如果條件許可的話，最好每次能運動15分鐘最好。實在不行的話，也可抽出一點時間，在辦公的座位旁稍微動一下也很有效果。

這個動作基本上所有的人都適合，但是上了年紀的老人，要注意別摔倒了，在做之前先做好防護工作。辦公室一族，如果時間許可的話，可走路上下班，在路上邊走邊踢。還有一點，可能大家都沒有想到，這個動作的發汗效果很好，大冬天的時候，手腳發冷，踢拍幾十下，馬上就全身暖和了，比功率最大的取暖器都好用。

俗話說：「不積跬步，無以至千里；不積小流，無以成大海。」運動最重要的是你將它放在心上，時時記得，否則的話，辦張健身會員卡又有什麼用呢？我身邊的那些朋友，倒是十之八九都辦了健身卡了，可惜大多是三分鐘熱度，用了幾次便丟置一邊。倒不如像我這位芳鄰一樣，不用花錢，時時拾些零星小碎時間，久了累積下來，更是一筆無法估計的健康財富。

泡腳：不用動腦筋的養生方式

人體的五臟六腑在腳上都有相應的「反射區」，看似身體頭部的疾病，其實真正的病根在腳上。泡腳是人體除了吃飯之外，另一種「吸收營養」的方式。

時下養生保健似乎成了一種時尚，我這個朋友們眼中的「道學先生」，也被他們從記憶的角落裏給挖了出來，今天這個問：「頭痛怎麼辦啊？」明天那個說：「失眠有什麼好方子沒有？」我說：「以前跟你們說那麼些養生的方法都當耳旁風，現在有問題想到我了啊。天作孽猶可恕，自作孽不可活，自求多福吧！」把他們氣得牙根癢癢。

腳底也會吸收營養

玩笑歸玩笑，朋友的身體不能不管。中醫養生的方法雖然多，可沒幾樣不需要點專業功底的，好歹得懂點經絡穴位吧，可是多數人一個個挖空心思賺錢去了，哪有心思來琢磨這些啊？對他們而言，授之以漁，絕對不如授之以魚。若非方法簡單易行，不費腦子，告訴他們也是對牛彈琴。這可苦了我，天底下哪有不費腦子的養生方式？

想到我年輕時住的四合院裏，記憶最深的，就是隔壁的王老伯每天晚上打上一盆熱水，一邊跟人聊天，一邊不斷地從暖水壺裏向腳盆續水的情形。如今20年過去了，王老伯已是80多歲的老人了。每逢回家看望母親時，總是看到他神清氣爽、健健康康的樣子。有一次忍不住問他有何養生秘訣，王老伯哈哈大笑說：「哪有什麼秘訣啊，我最大的愛好就是每天睡前泡腳，一般人可沒那麼講究哦！」

這話猶如醍醐灌頂，我一下子豁然開朗。中醫說：「上病下治。」又說：「人有腳就好比樹有根，樹枯根先竭，人老腳先衰。」失眠、頭痛，看似身體頭部的疾病，其實真正的病根在腳上，人體12條主要經絡，腳上就有6條，在腳部，密密麻麻佈滿了60多個穴位，如果把這些穴位都點出來，腳部完全就是一個牢牢抓住土壤的根系。大樹之所以能夠枝繁葉茂，除了陽光雨露的滋養之外，很大一部分營養來自於樹根吸收土壤中的物質。那麼，泡腳無疑是人體除了吃飯之外，另一種吸收營養的方式。

四季泡腳，美容延壽

我的這些朋友，入則高樓，出則轎車，平時難得運動一下，吃了海參、燕窩也消化不了。但要讓他們每天花上半個小時去鍛鍊，對他們來說無異於謀財害命。而泡腳，促進氣血運行，有利於脾胃，又不耽擱他們看股票，分析報表，實在是一舉兩得。

泡腳美足貼心叮嚀

每天晚上睡前，打一盆熱水，泡個20分鐘左右，水溫看個人的耐受度，水量不過腳踝，旁邊放一瓶熱水，時時加水，保持水溫恒定，能泡到額頭出汗當然效果最好。泡完之後，用乾毛巾迅速擦乾，順便揉捏一下腳心和腳趾頭，然後穿上襪子，保持體溫。愛美的人還可以在腳上擦點潤膚霜之類，以保護腳部皮膚的潤滑柔嫩。

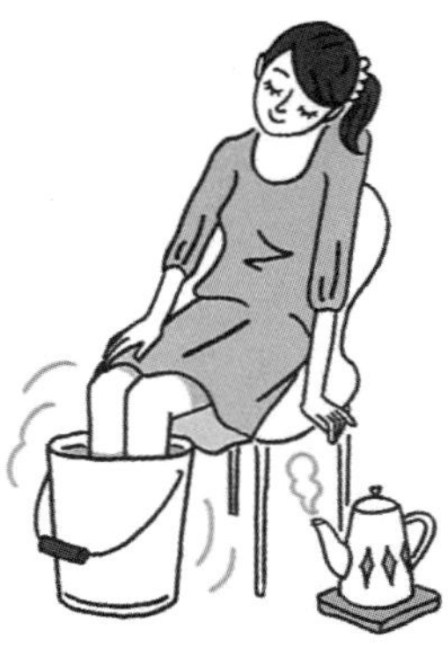

● 泡腳是緩解現代人亞健康狀態的簡易健身方法。

我把這方法告訴他們，一個個都瞪大了眼睛，「這方法能治療失眠、頭痛，保健康？」南宋大詩人陸遊有一首著名的《泡腳詩》「老人不復事農桑，點數雞啄亦未忘，洗腳上床真一快，稚孫漸長解曉湯。」一直到他82歲高齡時，還堅持睡前用熱水洗腳。那個年代，你們說此方有用無用？民間有諺曰：「**春天泡腳，升陽固脫；夏天泡腳，暑濕可祛；秋天泡腳，肺潤腸蠕；冬天泡腳，丹田溫煦**。」人體的五臟六腑在腳上都有相應的「反射區」，像你們失眠多夢等疾病症狀，其實是臟腑功能失調，反映出陰陽失衡狀態。熱水泡腳，可以舒筋通絡，通過刺激腳底穴位來滋養五臟六腑，讓人體陰陽恢復平衡。

你可以在晚上看電視的時候邊看邊洗，對於開車族和缺乏運動的現代都市人來說，既可緩解一天的疲勞，又可以透過熱水刺激腳部，彌補每天步行量不足的缺憾，可謂一舉多得。只要長久堅持，非但可以改善失眠症狀，對於女性痛經、便秘等亦有很好的療效，實在是治療現代人的一大法寶。還有比這更簡單，更有效的養生方式嗎？

我的那群朋友，3個月後有人從海邊寄來照片，照片中的他精神奕奕，與當初無精打采的樣子完全不同，據他說，泡腳之後1個多月，整個人的狀態就得到了很大改善，以前動不動就頭痛的症狀已經很久沒發作了。如今是頭腦清晰，渾身有勁了。為了犒勞老婆每天幫他打熱水的辛勞，特地攜手「海邊蜜月遊」。呵呵，身體健康精神爽，夫妻感情也跟著加溫。

相對的，其他幾個朋友卻是支支吾吾，我想應該是沒把泡腳當回事吧。所謂「佛渡有緣人。」泡腳這樣簡便的方法是人人都會的，之所以這位朋友受益，而其他朋友卻無收穫，差別只在你知道了，是否真的去做。

刷腳板——從腳底給臉貼一層美白面膜

女人要想像花一樣美麗嬌豔，終究得靠內養，那一根根血脈，一條條經絡才是浸潤出絕美容顏的唯一途徑，就好像花莖一樣，如果折斷花莖，僅靠外在的手段，花兒又能鮮豔幾時呢？

談戀愛的時候，老婆就想盡辦法要我給她買化妝品，還美其名曰：「女為悅己者容。」我說：「吾獨愛，清水出芙蓉之素雅。」結果，人家頭也不回地走了。為了讓她回心轉意，我只好買一大堆的「化學品」請罪。

愛美，先顧好脾腎經

後來，在我的循循善誘之下，她終於棄化妝品而選擇中醫養顏的方式。如今一晃十多年過去了，好幾次碰到同學，人家都以一副不可置信的神態看著她。這也難怪，將近40歲的女人，還保有少女般嫩白的皮膚，頭髮烏黑發亮，要是不說，任誰也不相信她有這般年紀。

其實我教給她的護膚方式很簡單，就是刷腳板。每天晚上睡覺前，用熱水泡腳20多分鐘之後，用軟刷子輕輕地刷腳板十來分鐘（如果腳部有厚繭的話，先用浮石磨去）。刷完之後，抹上簡單的護膚霜。經年累月下來，不光腳丫子柔嫩如嬰兒，臉上皮膚更是光滑嫩白。

她將這一方法說給很多人聽，大家都當耳旁風，聽過就算了。她很無奈，一副受挫的樣子，我說當初我也是費了多大的勁，才讓妳使用這一方法的？真理並不在於它有多難懂，而是能夠按照真理去做的人太少了。

其實，刷腳板養顏的道理很簡單，幾乎身體所有器官的經絡穴位都在腳底彙集，尤其是人體先天、後天之本的腎經和脾經都起於腳底，每天適當地刺激腳底，不僅可以強身健體，促進身體的新陳代謝，而且**按照西醫的說法，可以促使腎上腺分泌更多的激素，激發皮膚細胞的活力，減少色素沉著**。激素對女性的保護大家都知道的，還有哪一種激素，能比得上身體自行分泌的呢？外力強塞給身體的激素，只會導致更多其他問題的發生。

淡斑美白，荷爾蒙自體再造

日本也喜愛外國文化，甚至比國人更重視漢方養生美容的方法。日本美容界每年都會花費鉅資，對中國民間流傳的配方進行深入研究。有一次，我偕太座去日本做學術交流，對方一位朋友直誇太座笑靨如花，膚如凝脂，就差沒把她說成楊貴妃了，還很謙卑地請教美容方法，我們將這刷腳板的功夫告訴他們。日本友人慎重其事的聽著，豎起大拇指頻頻稱讚，還認真地記錄在筆記本上，態度之嚴謹，實在讓我們一行人慚愧不已。

都說女人如花，可有哪一朵花不是滋養出來的呢？女人要想像花一樣美麗嬌豔，終究得靠內養，一根根血脈，一條條經絡都是浸潤出絕美容顏的途徑。

回國沒過多久，日本朋友便打來電話說，**刷腳板實在是再簡便不過的美白養顏法了，不僅促進荷爾蒙分泌，還能增強腳部血液循環，刺激腳底穴位，對於改善女性貧血、失眠效果非常好**。東方女性皮膚不白，大多是身體健康狀況欠佳，臟腑氣血失調所致，刷腳板可謂一舉兩得，從內到外解決了女性愛美與健康的雙重需求。日本友人還告訴我說，用天然的乾絲瓜絡代替刷子擦腳板，效果會更好。

我一聽，對日本人的細心和務實佩服得五體投地，人家都說日本是拿來主義，可是人家舉一反三的本領又豈是「拿來」那麼簡單的？絲瓜性涼，味甘，含有大量的維生素、礦物質及皂甙、植物粘液、木糖膠等，是祛斑、美白、消除皺紋不可多得的天然美容

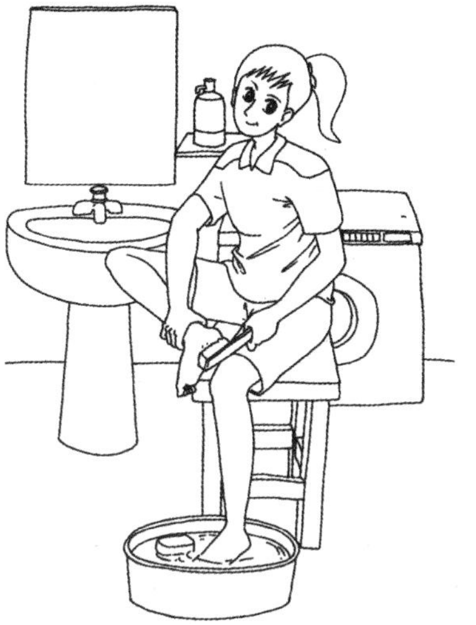

●乾絲瓜絡刷腳板可淡斑美白，絲瓜含有多種維生素及礦物質，是祛斑、增白、消除皺紋不可多得的天然美容劑。

劑，用它代替刷子，一來避免了化學纖維對皮膚的傷害；二來可充分發揮絲瓜清熱解毒的功效，對人體可謂是百利而無一害。

近日翻看《人體經絡使用手冊》，發現蕭先生的書中對此方法也有所講解，頓時有如遇到知音般的欣慰。若能讓更多人士認識到此法的妙處，也算是不負前輩們那一顆顆濟世愛民的「醫者之心」了。

3

人老腿先老，

健身先健腳

乾洗腿、腰腹鍛鍊、八卦走轉、溫掌潤膝、靈活腳趾操，
除了有效防治關節炎、膝蓋痛、腰痠背痛、
改善貧血與倦怠、促進消化功能、連感冒次數都會變少，
不知不覺人苗條了，氣色紅潤了，連臉上的斑都變淡了。
當血液循環與經絡筋脈功能良好，
能體會到「通體舒暢」的至高享受，
奇妙的是，連嘴角都會開朗的微笑起來。

馬力充足，才能健步如飛

中國傳統的養生方法，不知道還有多少值得我們去挖掘，去發揚光大的。對於我們這些無法承擔起高額醫療費的平常人而言，得到一兩點，堅持下去，不僅免去自身的病痛，而且也等於給自己買了一份最好的醫療保險。

我們總以為，青春的流逝是從臉上開始的，殊不知，真正的根源在腿上。我們總以為，紅花才是樹木的焦點，卻不知，樹幹才是讓花兒紅豔的根本因素。我們總以為，自己的頭腦承擔了太大的壓力，卻不知雙腿正承載著全身的生命力。

就好像任何事情都需要「透過現象看本質」一樣，養生也是如此，當我們普通人急功近利地企圖從一些保健品、化妝品上，尋找讓自己更年輕、更亮麗的養生方法時，那些久經考驗的大師們，早已尋到了養生的真正根源。

盤坐養生練腿功

我們都知道，著名的國學大師南懷瑾先生不僅博學，而且長壽，他在90多歲高齡的時候，腿腳還輕便得像個孩子一樣。聽過他講座的人無不驚訝萬分，別人問他為什麼可以保持這樣年輕的狀態，他說，關鍵在腿，一個人的健康長壽，和雙腿雙足有絕對的關係。腿部靈活的話，做事情才能精力足、氣血旺，反應靈敏。所以，他在收徒弟時，訂下一個標準，那就是先盤腿坐上3個小時。

南懷瑾先生盤腿而坐的練腿方式，我無緣得以親見。不過，２００７年的時候，我在成都，卻親眼見到了一位武林大師的絕技，１１５歲的長江大俠呂紫劍先生表演的八卦掌。呂紫劍先生在清末民初時期和津門大俠霍元甲、關東大俠杜心武並稱武林「三大俠客」，他長壽的秘訣就是腿部的保養和鍛鍊，這也難怪，八卦掌的核心內容，就是走圈練腿。

呂紫劍老先生可能大家都不太熟悉，但說到八卦掌，以及八卦掌的第五代傳人——鐵恩方先生，相信很多人都不陌生。現今將近１００歲的鐵老先生長壽秘訣，就是幾十年如一日地練習八卦走轉，這也是他在八卦掌走圈的基礎上，自己創立的練腿方法。這種方法沒有任何武學基礎的人都可以練，事實上，現在已經有很多人從這套走法中受益。

我的一位遠房親戚，心肌梗塞差點要了命，而且還患有嚴重的類風濕關節炎和前列腺炎，因為經濟原因，一直拖著沒有診治。聽完老先生的課之後，我將這套方法教給了他，他堅持練習了一年多，現在不僅身體痊癒了，而且還能繼續工作，原本唉聲歎氣，覺得自己是家裏的一個負擔的他，現在儼然成了家裏的主要勞力，每天一大早還騎個三輪車去縣城賣菜。前段時間看到他，不僅身體結實了，連眼睛都變得清澈明亮，似乎返老還童了一般，真是太神奇了。

八卦走轉五步心法

八卦走轉要求心神合一，心無旁騖，剛開始練習的人，想要達到這個境界很難，不過我們可以從簡單的方面著手，一步一步來：

第一步：在地上劃一個圓圈，每天沿著這個圓圈散步一個小時。散步的時候，盡可能的自然隨意，衣服穿得寬鬆舒適一些，不要想任何事情。如果心無法靜下來的話，也可以弄個收音機，像很多晨練的老人一樣，邊聽邊走。一切以隨意為原則，練上2個月，進入下一階段。

第二步：先蹓躂幾分鐘之後，有意識地提起自己的精神來練習八卦走圈。眼睛凝視前方，盡可能地不要想其他的東西（收音機也要去掉），兩臂環抱，雙手放到腹前，手心向下，開始邁步，內側腿要伸直，外側腳在邁出時，腳尖稍微向內扣，這樣強制練習一段時間之後，外側腳在邁出時要求內扣90°，走一圈之後再返身走，這樣可以左右腳交替進行。鍛鍊結束時，雙手自然地放在兩側，再隨意蹓躂兩三圈就可以了。

第三步：前面練習2個月左右，可以放鬆自如地時候，就可以學著調整上中下三盤了，上盤也就是肩肘腕手，要求的是圓，手指頭分開，形成一個圓弧狀，雙手手臂展開，像太極拳似的呈抱球拳；中盤就是頭胸腰腹部，中盤最重要的是直，意念頭頂百會穴有絲線懸掛，頸、背連成一條直線，含胸、腹部放鬆。而下盤就是腳踝膝胯，胯部舒展，膝蓋內扣，雙腳如前自然交替邁步。練習2個月，形成習慣。

第四步：這裏強調的是耳朵和眼睛，要求能做到「視而不見，聽而不聞」，眼前的一切都不存在，即使有障礙物，也能透過這些障礙物看到遠處的天地交合之處，走轉時聽到的任何聲響，都可以充耳不聞。這樣的狀態很難達到，需要長久的練習，也和個人的悟性有一定的關係，但只要長久堅持，進入狀態，連續走上2個小時也不覺得累，那麼便進入了無形無相的階段。

第五步：無形無相的階段，也就是常人說的天人合一，這時候，所有的動作都渾然天成，不需要經過任何的思考，很容易地就進入了境界。

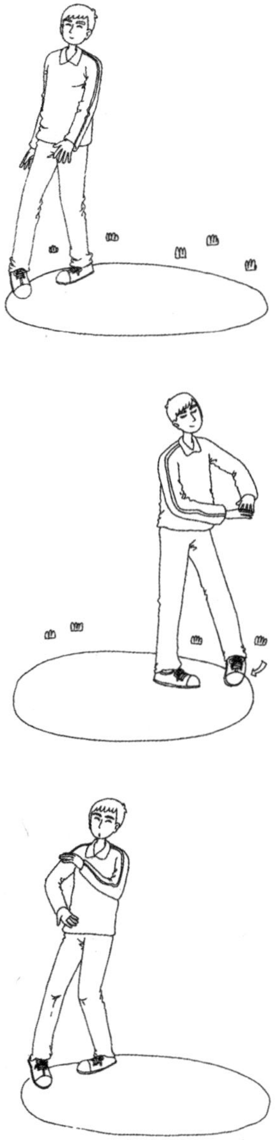

● 八卦走轉以腰為中心，規律運動的同時，氣血也會形成一種有序化的運行，就會自然而然地營養我們自身。

這五步並非不可跨越，功力深，思想單純的人可能很容易就能達到，如果你不耐煩一步一步來的話，也可以前三步一次到位，但要注意的是，不能急功近利，需要慢慢地練習，即使達不到「視而不見，聽而不聞」，無形無相的境界，單純的散步也有很好的養生健體作用。因此，一定要戒驕戒躁，心平氣和的練習。如果文字看得不太明白的話，也可以買張八卦走轉的ＤＶＤ，可以立體、直觀地觀察走路方式。無論如何，循序漸進的練習，才是悟得八卦走轉真諦的不二途徑。

尤其是上了年紀的老人，常年練習，讓自己的晚年更有寄託，精力更充足，最重要的是，自己身體強健了，更能給在外打拼工作的孩子一份安慰，讓他們在職場上不用太過牽掛父母的健康。

掌溫暖膝，就能防治關節炎

膝關節是人體最大的關節，它不僅承擔了全部的身體重擔，而且還是大腿和小腿之間的活動樞紐。寒氣無疑是這個樞紐的冷凍劑，只有保暖，才能讓膝蓋長期保持活力和潤滑。

可能很多人都不知道「老寒腿」是什麼，但說「關節炎」相信沒有人不知道的。尤其是上了年紀的人，十之八九膝關節都有問題。這樣一個重要的部位，卻少有脂肪的保護，基本是皮包骨，不要說其他的傷害，首先一個「涼」字，就足以讓膝蓋受傷了。古人將關節炎稱為「老寒腿」，可謂是一針見血，簡單明瞭地指出了問題的癥結所在。

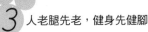

膝關節，是健康流通的圓環

我認識一位大姐，年輕時候是遠近聞名的愛美人士，一年四季都著裙裝。如今老了，每每被關節炎折磨得不斷呻吟，醫院跑斷了腿，藥也吃了不少。每逢變天，更是痛得無法忍受。後來不知道聽誰說，戴著護膝可保護膝蓋。於是就常年戴著護膝，不管多熱的天也不取下來。

後來我告訴她，保暖的方法有很多，有時要變通一下。就像平時著護膝沒問題，但大熱天裏，出了汗在護膝裏面反而起不了保暖作用，只需要晚上戴著防止受涼即可。平常日子裏，最好也能讓膝蓋曬曬「日光浴」。若是疼痛得厲害，或者感覺到很冷的時候，也可用熱水袋或者其他的方式進行熱敷。總之，就像穿衣服要隨四季變換一樣，保暖的方法，也要時常變化，這樣才能最有效地保護膝蓋，減少其他副作用。

膝關節承受的壓力太大，在日常生活中會磨損，再加上年齡增長，鈣的流失，到了一定年齡，多少會有一些問題。就像機器每年都會折舊一樣，身體也是這樣。尤其是膝關節，承擔著樞紐的重任，不管是站立，還是走、跑、跳等都要用到它，本來就很容易發炎。何況膝蓋周圍多是肌健、韌帶，血管分佈少，氣血不足，再加上現在人一天到晚窩在空調房裏，為了愛美穿得薄薄的，膝蓋常年露在外面，缺乏脂肪保護，對寒冷的反應又是如此地敏感，寒氣堵塞經絡，導致氣血無法順利地在膝蓋處運行，膝蓋會疼痛、酸軟，那是必然的事。

滑潤溫暖，膝蓋不再是氣象站

要想解決膝蓋疼痛的問題，最基本的解決之道就是保暖，除了上面說的用護膝等輔助措施之外，中藥外敷、推拿、拔罐等都是不錯的方法。尤其是風濕性關節炎，基本是

膝蓋保健要訣

1. 天氣寒冷時，膝蓋要特別注意保暖，穿長褲或戴上護膝。
2. 運動時膝蓋套上護膝，有良好的防護作用。
3. 氣候溫暖時，可露出膝蓋曬曬日光浴。
4. 坐時將手掌覆蓋在膝蓋上，手心的溫熱正好能溫潤膝蓋。
5. 視自己身體健康情況，給予膝蓋周圍肌肉適當的按摩。

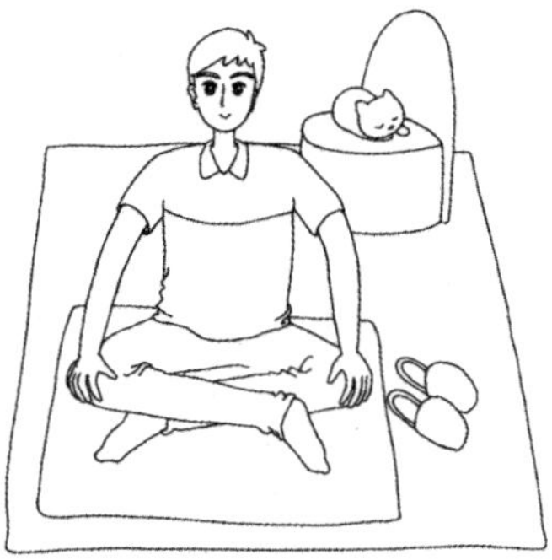

● 位於手心的勞宮穴是心包經的火穴，將手掌放置在膝蓋上，溫度自然會傳入膝蓋。

由於風寒導致經絡受阻，致使氣血循環不暢而導致的。因此用拔罐來祛風散寒、活血通絡，是治療風濕性關節炎的最佳途徑。

我曾經給一位香港女士做拔罐，她那膝蓋比氣象臺還準，天氣一變冷，膝蓋立即就痛。嚴重時根本就伸不直，連走路都是問題，去醫院做X光檢查，也沒查出膝蓋有什麼問題。後來我給她拔罐，拔罐時膝蓋麻木發脹不可忍受，拔出的血液顏色暗淡，皮膚也呈暗紅色，一看就是膝蓋長期處於寒涼狀態導致血瘀嚴重。給她拔了3次，顏色才恢復正常。經此折磨之後，她再也不敢疏忽大意，天氣稍涼時，便戴上護膝，並且在我的推薦下將游泳當作日常運動，如今4、5年過去了，關節炎從沒犯過。

現在很多人喜歡看韓劇，不知道有沒有人注意到一個情節，韓國人進屋坐下的時候，雙手都搭在膝蓋上。這個動作，看似不經意，其實裏面也是包含著很深的中醫養生智慧。我們知道，手掌心有一個重要的穴位就是勞宮穴，勞宮穴是心包經的火熱之氣彙集之地，也是有名的火穴，因此勞宮穴溫度極高。將手掌放置在膝蓋上，溫度自然傳入膝蓋，還有比這更簡單的保護膝蓋的方法嗎？

中里巴人在《求醫不如求己》裏面推薦了一個跪膝法來引血下行，企圖通過此方法將氣血先引到膝蓋，然後再引到腳底。膝關節是腳底氣血上行，上體氣血下行的重要通道，跪膝無疑是極好的方法，但是對於膝關節有問題，或者年老體衰的人來說，要想做到卻不容易。因此，先通過各種溫膝散寒的方法將膝關節調治好了，讓氣血能夠順暢通行，再通過跪膝來促使氣血下行，循序漸進才是上策。

腳趾操，延緩衰老從細枝末節處開始

「問渠哪得清如許，為有源頭活水來。」如果說腳是承載人體這個「舟」的「水」，那麼腳趾頭就是彙聚成這條「水脈」的涓涓細流，沒有細流的常流常新，那腳將是一團沒有生氣的「死水」，人體也會欠缺活力，出現疾病症狀。

一次無意中，聽到一位年輕時尚的女孩說起她的裝扮之道，她說買衣服可以買差一點的，但鞋子一定要買好的。當時甚感驚訝，心想現在的孩子果然不簡單，連穿著打扮都開始注意養生了。結果卻發現，原來在她的觀念裏，買雙好鞋子不過是身份地位的象徵，而非出於健康的考慮，心中大失所望。

腳是人體第二心臟

經過一個建築工地，看到那些汗流浹背的民工們，驀然間發覺，腳其實和這些民工之間有著許多相似之處，一樣地處在最底層，承擔著最辛苦的體力勞動，除非出現問題，否則很難引起人們的關注。現代人疾病叢生，或許應該認真思考一下，自己是否厚此薄彼，重上輕下了？

中國文化與養生一脈相承，在古人眼裏，並不認為人有高下之分，孟子就說過：「民為貴，社稷次之，君為輕」；唐朝宰相魏微也說：「水能載舟，亦能覆舟。」而中醫也從沒有將腳置於無足輕重的地位，在中醫看來，腳是人體的第二心臟，所以，古人大力提倡泡腳、散步、按摩腳部穴位等關注腳部的養生方式。身體各部位的關係，也是相互和諧的，《黃帝內經》有言曰：「故美其食，任其服，樂其俗，高下不相慕，其民故曰樸。」「高下不相慕」不僅指出了做人的道理，也是人體各司其職的典型寫照。

靈活腳趾，增強小腦平衡力

中醫理論證實，腳趾頭雖然距離心臟最遠，但每一個點都是五臟六腑的反射區，小趾頭對應著人的小腦，第二、第三腳趾頭對應著人的腸胃……正所謂十指連心，身體的任何一點變化都會很快地反應到腳趾上，中醫「望診」，就經常通過腳趾頭的情況來診治疾病，比如：**腳趾甲青紫，很可能是身體出現循環系統的障礙；而身體貧血的患者，大多腳趾甲蒼白；腳趾經常發麻的人，多有心血管方面的疾病。**很多病症表現的部位在常人看來完全不相干，這也是為什麼中醫會有「上病下治」的說法。古人說牽一髮而動全身，小小腳趾的一點動作，都會導致身體的變化，說的就是這個意思。

運動腳趾頭，原本對於青年人來說是一項極好的活動，不管是坐在電腦前，還是躺

學著看腳丫臉色

1. 腳趾時常感覺發麻──小心心血管方面疾病。
2. 腳趾甲顏色蒼白──可能有貧血問題。
3. 腳趾甲呈青紫色──血液循環出現障礙。
4. 腳趾彎曲和疼痛──鞋款不對，或走路姿勢不平衡。
5. 腳趾周邊起小水泡──身體濕滯循環不佳，或鞋子悶熱不透氣。

在沙發裏，或者車上，都可以隨便轉動幾下腳趾頭，或者用手捏幾下。可惜我認識的年輕人，若非「志存高遠」，便是對於這種「雕蟲小技」不屑一顧，因此，雖然常常告誡，卻是收效甚微。

倒是有一次，遇到一位對中國文化頗有研究的老人家，開心地告訴我：「自從練習腳趾操之後，血壓平穩了，整個人平衡能力也強了很多，非但走路不會氣喘吁吁，而且前段時間還和老友們一起去爬山，我已經多年沒有體會過這種感覺了，剛退休的時候，身體狀況呈直線下降，家裏人什麼都不讓我做，都快成老年癡呆了。」

腳趾操運動主要是針對上了年紀的人，人老之後身體機能會逐步下降，所以一定要多多運動腳趾頭，刺激小腦，因為人的平衡中樞在小腦，如果小腦萎縮，人就容易摔倒，這也是為什麼老人運動腳趾頭之後，平衡能力增強的原因。

腳趾操不用刻意為之，平時沒事可抓起腳來捏幾下，在早上鍛鍊或者傍晚活動時，先找一顆粗大的樹，或平整的牆面作為扶手，運動幾下腳趾頭，平衡感好，搭配其他的鍛鍊也會進行得更加順利。

腳趾操三步驟

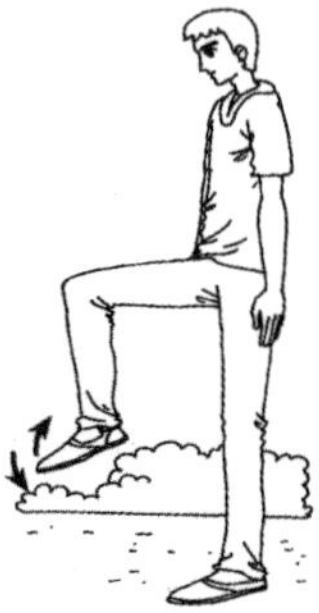

Step 1. 先左腿站立，右腿抬平大腿，小腿自然下垂，以踝關節為軸，用腳趾向上翹同時帶動腳部向上翹、再向下壓，一個回合為1次。12次之後換腿。

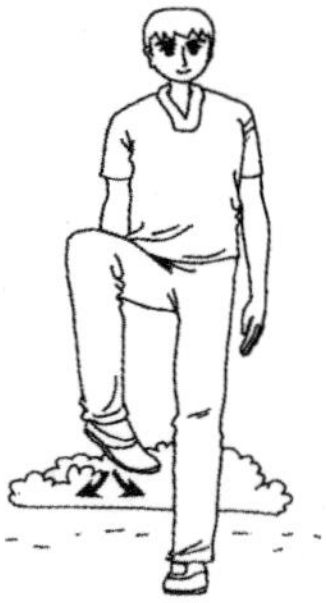

Step 2. 做踢毽子動作，一條腿站立，另一大腿抬平，小腿自然下垂，以踝關節為軸，腳部向裏拐踢，然後再向外拐，一個回合為1次。12次之後換腿。

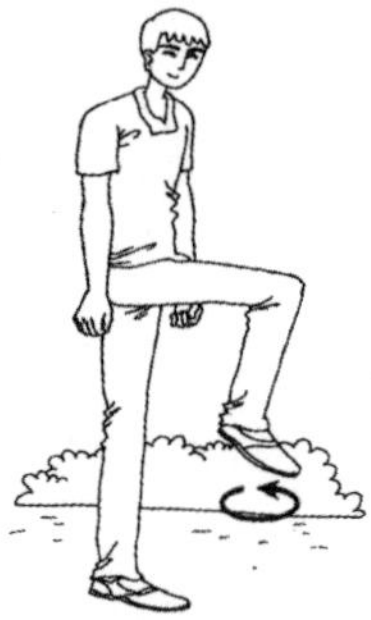

Step 3. 以踝關節為軸，先用左腳帶動足部向內旋轉，之後向外旋轉，一個回合為1次。12次之後換腿。

- 腳趾頭雖然距離心臟最遠，但每一個點都是五臟六腑的反射區，運動腳趾頭就等於從遠端活動身體的各個器官。

強固膝關節，下半身的承重「黃金點」

不管是身體的哪一個器官，都是構成身體的一個組成部分，膝蓋也如此，只有真正地將膝蓋放到一個重要的位置上，認真關愛，膝蓋才能更好地支撐起人體這座「大廈」。

在說膝關節的重要性之前，我們先來看看這組資料：全球有1／15以上的成年人曾經有過膝蓋疼痛或關節受傷的經歷。並且這個數字隨著「生命在於運動」的宣傳口號而逐年增加。55～64歲的人群中，膝蓋骨關節炎的發病率達40％。

關鍵養生，強化膝蓋能量

在中國，有超過1億人患關節炎。

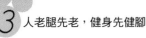

美國骨科手術學會報告顯示，有1000萬女性常年受著來自膝蓋部位的傷痛折磨；每年有超過410萬的人因為膝蓋疼痛而求診。

在臺灣，50歲以上的中老年人，每2人當中就有1人患有不等程度的退化性關節炎。

看到這些資料，我說膝蓋是人體最易受傷的環節，想來沒有多少人反對了吧？按照中醫的分類，人體當中有4個「黃金點」，上半身有3個，而下半身唯一的黃金點就在膝蓋。膝蓋一生都在承受著巨大的壓力，幾乎人體的任何行動都會牽動到膝蓋，運動過度或者不運動，都會傷害膝蓋；**膝蓋要承受人體6倍的重量，現代人大多過於肥胖，會促使膝蓋承受額外的壓力；穿高跟鞋會使膝蓋承擔的壓力比常更高出7～9倍；**人們貪涼穿短褲短裙，加上空調使膝蓋額外受寒等因素。膝蓋表面看似堅硬，默默承受著人體施加的壓力，實則脆弱不堪，怕撞、怕碰，怕運動，也怕不運動，怕冷、怕熱、怕潮濕……可以說是下半身最脆弱的一環。

膝蓋雖然脆弱，卻是人體直立行走的承重牆。在膝關節的前端是膝蓋骨，醫學上稱之為髕骨，這是一塊三角形的小骨，有保護其他組織的功能，西方人稱之為戴在膝蓋上的「帽子」。說到髕骨，不能不提到孫臏，這位2000多年前中國歷史上有名的軍事家。同門師兄弟龐涓因為嫉妒他的軍事才能，設計將他騙至魏國，切去膝蓋骨。孫臏的名字也是因「髕刑」而來。從此以後，孫臏只能「身居輜車，坐為計謀」。雖然最後他打敗龐涓，報仇雪恨，以喜劇結局，但一生只能坐在輪椅上，令人歎息。

按照現在醫學來講，切除膝蓋骨並不一定會導致下肢癱瘓，但是如果同時割斷了膝關節處的韌帶的話，人必定無法再直立行走了。很多上了年紀的老人，經常腿腳發軟，

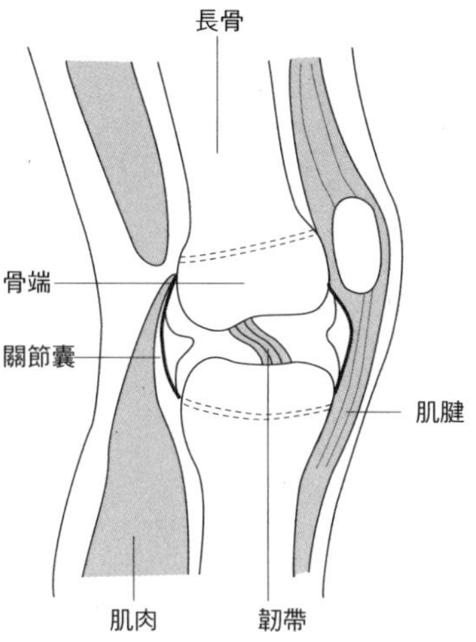

上樓梯很吃力，表面看起來是腿部肌肉的問題，其實真正的根源就在膝蓋髕骨「三角洲」這裏。**髕骨軟化，下肢就難以伸直，膝關節得不到及時的保護，大腿就會變得軟弱無力，難以承受身體的重量。**因此，發現大腿酸軟無力的時候，除了腿部之外，也要考慮一下是不是膝蓋出現問題了。

膝蓋不能磕，不能碰，不能太熱，不能太涼，不能太受重壓。那麼到底怎麼樣才能保護好膝蓋，讓這堵「牆」能夠支撐人體，長久不衰呢？除了上文提到的保暖之外，還有幾點也是非常重要的。首先一點就是減肥，其實道理很簡單，一棟房子，如果無限量地在上面放入重物的話，這棟房子遲早會垮掉。膝蓋承受的重量是人體的6倍，跑樓梯、拎重物時，更是成倍增長，身體每重一斤，膝蓋承受的重量就會加6斤。可見，減肥對於保護膝蓋來說，是很重要的一個環節。

不同年齡，保養方法大不同

對老人來說，少運動比多運動好，運動太多會磨損膝蓋，並使老人關節退化嚴重，這時候對膝蓋最好的保護方法就是少用膝蓋。所以，民間流傳的旋轉膝蓋養生也是錯誤的，這種方式只會導致膝蓋受損更加嚴重。另外，儘量少走樓梯，因為上下樓梯時，全身的重量都壓在膝蓋上，會讓膝蓋承受額外的重量。如果非要走樓梯的話，最好撐一把拐杖，將壓力分散一點。

年輕人需要的運動量較大，比如打籃球，踢足球時，一定要注意先做熱身運動，比如伸伸腿、彎彎腰，先將關節活動起來，這樣再運動時，膝蓋就不會受到猛烈的撞擊和振動了。而女性少穿高跟鞋也是保護膝蓋的方法，因為高跟鞋會將人體的重心移到膝關節處，讓膝蓋承受更多的負擔。

我將這些講給一群剛過不惑之年的朋友聽，這個年齡，正是急需保護膝蓋的時候，但他們卻越聽越茫然，聽到最後用一種無辜的眼神看著我：「你們這些醫生，今天這個不能吃，明天那個不能喝，原先說「三高」問題很嚴重，現在連膝蓋都搞得性命攸關了，還讓不讓人活啊？」

我說，工廠裏隨便一台機器，用了一段時間，還會想到給它上上油，擰擰螺絲，年年都會有檢修。比起這些機器來，我們對身體的使用率高多了，難道不應該細心呵護一下嗎？不管是身體的哪一個器官，都是構成身體的組成部分，膝蓋也如此，只有真正將膝蓋放在一個重要的位置上，認真對待，膝蓋才能更好地支撐起人體這座「大廈」。

膝蓋筆直，腰椎也不再「側彎」

成功者找方法，失敗者找藉口。生活原本就是一個解決不同問題的過程，老想著自己這裏有問題，那裏有問題，卻不去想辦法解決，問題永遠都會存在，身體的問題更是會與日俱增，小毛病發展成大毛病。

有一次給一位機關單位的上司做按摩，他那腰椎因為長年伏案工作，已經嚴重受損。按照他的說法，每坐下40來分鐘，腰椎便痛不可徹，一定得起來慢慢走走。而且，在他們單位，不管是科長還是一般的職員，35歲以上的幾乎就沒有腰椎正常的。雖然說每年的工作任務都是超額完成，但是，員工的身體都如此，他的心裏也很愧疚。

於是我應了他的要求，準備幫他尋找一種簡單的、常人都能一學就會的防治腰椎疾病的方子。說來也巧，正當我搜尋大量古籍尋找方法的時候，就在論壇裏聽到有人在談論這個問題了。可能這個時代的生活習慣，真的是容易造成這種疾病，所以報章雜誌從頭到尾翻下來，大家都在討論膝蓋的問題。有一標題是「膝蓋直走，防治腰部酸痛」，或許是方法太簡單了，所以很多人充滿了疑問。

我自己在家裏試著走了好多次，才發現，這個方法看似很簡單，但裏面卻蘊含著深刻的道理。我們在走路的時候，腿部支撐著身體的重量，在上半身的體重與腿部之間，是靠著腰椎在傳遞著這個體重，椎間盤通過骨盆，將上半身的體重傳到腿上。反過來，我們以某種方式來運動腿部，自然也可以刺激到腰部，讓腰部肌肉以及椎間盤得到合理的鍛鍊，這樣一來，腰痛的問題自然就得到解決了。

膀胱經，排濁化淤又解痛

伸直膝蓋行走的時候，會發現，大腿的後側異常酸痛。我們認真琢磨一下就會發現，這其實是在刺激膀胱經。膀胱經從足後跟一直循行到後背，**伸直膝蓋走路的時候，從足跟到臀部，都感覺倍加用力，這無疑是在推動整個下半身的膀胱經的氣血運行**。中里巴人在《求醫不如求己》裏面說，「腰痛都去找膀胱經治」。其實，膝蓋伸直走路和按摩膀胱經上的穴位有異曲同工之妙，它可以讓膀胱經上的氣血運行更加通暢，排除體內多餘的毒素，疏散腰部滯留的淤血，疼痛感當然會減輕很多。

當然，這種治療方法主要是針對腰部的肌肉，如果是腰椎本身的問題，那就得通過按摩、針灸或者牽引的方法來解決了。現代人大多是由於坐的時間太長，肌肉活動少，導致肌肉疲勞、僵直，引起的腰痛，所以膝蓋筆直走路還是很值得一試的。

天天健走治腰痛

為了防治腰痛而走路，最好能選定一段時間專門進行練習，與平時散步分開而論。走路時，膝蓋一定要伸直，走得要有勁，每天走個3000、4000公尺，時間大概控制在1個小時之內。如果一次走不動，或者難以有這樣的空閒時間，也可以一天走2次，每次半小時。長期堅持，不僅腰痛的問題解決了，還對腎有很好的保健作用。

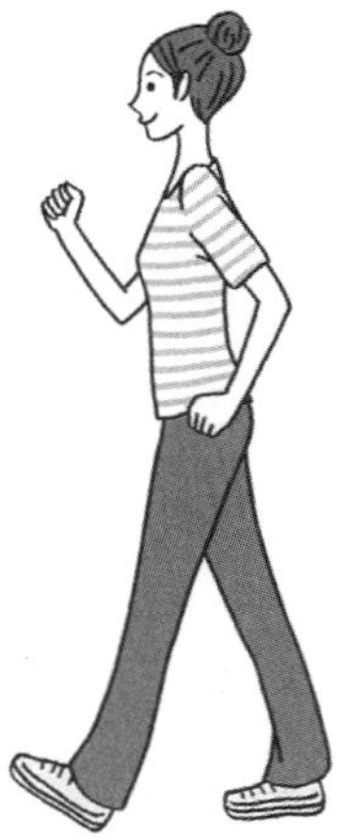

● 膝蓋伸直走路，其實也是在刺激膀胱經，讓膀胱經氣血運行更加通暢，疏散腰部淤血，減輕疼痛。

勤鍊腰腹肌肉，遠離職業傷害

那位上司聽了之後，非要請我去他們單位做一次養生講座，說他自己講的話說服力不夠，而且講不清楚。盛情難卻，我只好借花獻佛，將論壇上看來的這個方法傳授給大家。過了沒2個月，就陸續接到他們的電話，說這樣練習一段時間之後，腰痛的問題果然得到了緩解。

別說打直膝蓋走路，就算僅僅是沒事的時候站起來走走，也對身體有好處，只要姿勢正確，走路本身就可以強化腰部的筋骨、肌肉。

在這個煩躁而忙碌的時代，或許很多問題的產生我們無法避免，但是我們卻可以通過其他的方式來補救，比如在公司裏坐了一天，下班的時候，將膝蓋伸直，走半小時回家，久坐所導致的腰痛問題就不會再繼續困擾你了！

乾洗腿，一本萬利的健康投資方式

如果說健康也是一種投資的話，那麼和所有的投資一樣，投資越早，收穫越大。閑來無事時，做做乾洗腿動作，就好像零存整付似的往「健康銀行」裏投入，長期積累下來，會發現，你已經與別人有了很大的差距。

總有人跟我說：「醫生啊，怎麼一到冬天，我這腿就凍得好像不是我的一樣，完全不聽使喚？」

聽到這話，我就想起一個笑話，一位病人去找醫生，說他的腿使不上勁，醫生摸了摸病人的腿：「怕是受涼了吧。」

病人說：「是啊，已經3年沒有熱氣了。」

「3年？」醫生很吃驚。

「是啊。」說著他捲起褲子，卸下假腿，「不信你看這上面還有出廠時間呢！」。

假腿固然沒有熱氣，但現在很多人，尤其是一些老年朋友，真腿也和這假腿一樣，冰冷如鐵，一到冬天，便問題百出。

雙腿不著涼，健康行百年

其實，老年人疾病，很多是年輕時不健康的生活方式造成的。腿冷也一樣，很多人年輕時不注意，大冬天裏，也穿一條條薄薄的褲子；青少年喜歡玩雪，大雪天裏玩得渾身濕透了也不自覺；女性為了愛美，穿上短裙就出門了。這些看似不經意的行為，就是老年以後疾病的來源。套用佛家的話說：「不是不報，時候未到。」又有人說，今天的健康狀況是由20年前的生活方式決定的，實在是一語中的。

雙腿受寒，最直接的問題是導致全身體溫下降，打亂各個部位的正常生理機能。尤其對上呼吸道的影響更大，很容易引起感冒、關節炎、消化不良和婦科疾病。腿冷了，腿部的毛細血管也會收縮，腿部離心臟遠，原本血液循環就不通暢，血管一收縮，腿部就會更加寒涼。很多人會發現，腿部經常莫名其妙地出現紫色斑塊，這就是腿部血液不流通造成的淤血。事實上，臨床也發現，很多心腦血管疾病患者，經常會感到腿部麻木、冰涼或疼痛。因此，當腿部沒來由地出現這些症狀時，你就應該想到，該去醫院做些心腦血管方面的檢查了。

疏通經絡，乾洗瘦腿

腿部保暖，除了衣著方面需要注意之外，還有一個極其簡便的方法，就是乾洗腿。

具體動作是：先用雙手緊抱左側大腿，稍用力從大腿向下按摩，一直到足踝，然後再從踝部向上按摩至大腿根；然後用同樣的方式按摩另一條腿，重複10～20遍。乾洗腿簡單易行，對筋骨毫無損傷，每天按摩可疏通整個腿腳的經絡，促進血液循環，起活血化瘀的作用，對於腿腳老化，平衡能力減退的老人來說，實在是最合適的辦法

我將這個方法告訴社區裏經常聚集在一起的老人，讓他們在曬太陽聊天時，順手做做乾洗腿的動作。半年之後，有好幾位老人告訴我說，以前啊，走路得撐著拐杖，一不小心可能就會摔著了，也說不出來是骨質疏鬆呢，還是平衡感下降，上樓梯走不了幾步就氣喘吁吁，出門散心，孩子也不放心，總得千叮嚀萬囑咐的。現在好了，腿腳明顯有力了，拐杖也丟一邊，想去哪兒就去哪兒。人到老了，啥也不求，就指望著身體健健康康，行動自如，能隨著性子做點自己想做的事。

看著這些神情興奮的老人，我真是百感交集。人說老小老小，還真是如此，孩子心思單純，只要有玩的就開心得不得了；而老人呢，甚至更簡單，只要身體健康，就什麼都不求了。健康，可以通過改善生活方式來達到。如果在年輕時，就懂一點養生知識，學會保暖，那麼在勞碌了大半生之後，就真的可以無後顧之憂地安享晚年了。

如果說健康也是一種投資的話，那麼和所有的投資一樣，投資越早，收穫越大。年輕人在看電視，或者閒聊時，做做乾洗腿動作，可以加快下半身血液循環，還兼具瘦腿作用。愛美人士還可以在洗澡之後，抹上按摩膏或者護膚霜之類，上下來回按摩，不僅

可以消除下半身水腫，還能很好地美化肌膚，可謂一本萬利的投資方式，而這「本」，也不過在閒暇時間順便動一下手而已，還有比這回報更高的投資嗎？

4

養好足六經，
祛除70%疾病

人體下半身具有78個穴位，
處處都是藥方，個個身懷絕技，
能啟動五臟六腑的掃毒機制，
輕易防治70%以上的惱人疾病。
像是常常嘴破的人，可以多按按湧泉穴；
關節疼痛就去找太溪穴幫忙；
美容消眼袋找足三里；
想擁有緊致美腿就多按按承山穴……。
這些穴位像是人體內建的迷你健身器，
都是沒有副作用的藥方，
你知道的穴道越多，就能得到更多的健康與美麗。

腰腹雙寶——足少陰腎經

腎是先天之本，而腎經就是維護這個「本」的最好通道。要想身體健康，可千萬別忘了這條經絡。時時敲打腎經，就好像在我們身體這個「健康帳戶」裏存錢一樣，資本積累得越雄厚，我們身體的根基也就越強壯。

一位表弟休了3個月的婚假，度完蜜月回來，整個人明顯地胖了一圈。大家紛紛拿他開玩笑。「這小子日子過得不錯啊！養得白白胖胖的。」一圈人圍著他，從上到下的打量著。

「表哥，你看他們。」本來就老實的孩子，哪經得起這樣的玩笑，臉都紅了，「不過，我也真是胖了很多，3個月長了10多公斤。老婆說我再這樣發展下去，她就不要我了。」又是一陣哄堂大笑。

身體排濁必經之道

「表哥，你說我用什麼辦法減肥才好呢？」小弟一臉誠懇，「我的好幾個朋友都這

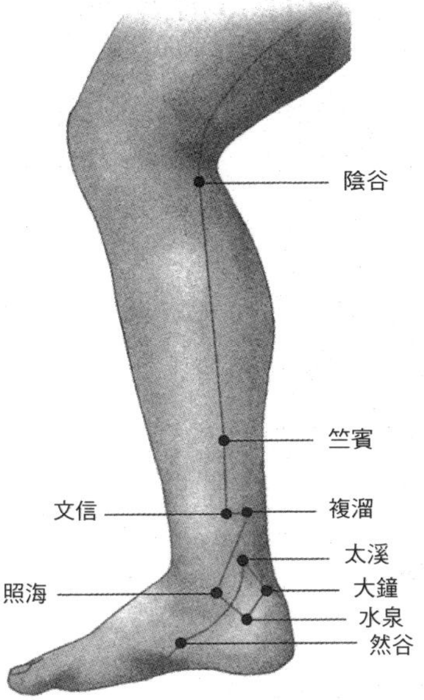

●沿著腎經的循經路線按摩，不僅可以促進腎經的氣血運行，還可以刺激與之相聯的臟腑經絡，可以說是一舉兩得。

樣，一結婚便迅速發胖，也不知道怎麼回事。」

「結婚便發胖，如果不是吃了太多的油膩食物，大多和腎有關。腎氣一虛，就不能將人體內的濁氣、濁水、濁物排出體外，這些垃圾殘留在體內，尤其是腰腹以及大腿內側是最容易堆積廢物的地方，所以這裏最顯胖，而且腎虛還會造成水腫，也是肥胖的原因之一。」

「腎虛……」小表弟又臉紅了，一副欲言又止的樣子。

唉，跟這幫被西醫化了的人溝通起來真是困難。「我說的腎虛，是指人先天之本的腎，而不是單純的腎臟。小孩的腎氣很足，到了一定的年齡，會呈現下降的趨勢。再加上我們現在不健康的生活習慣，腎氣漏失得更快。結婚是一件勞心勞力的事情，再加上你們年輕，難免有些放縱，所以會出現腎虛的症狀很正常。」

刺激腎經，不再虛胖

十個胖子九個虛，體胖的人，大多脾腎

皆虛。腎虛的人，如果不加以補養的話，長期下去，隨著年齡的增加，很容易出現男人聞之色變的性功能減退等症狀。所以，一旦過了20歲，就該注意自己的腎了，除了從日常飲食、生活習慣中著手之外，也別忘了，父母賜給我們最天然的養腎妙方——腎經以及旗下弟子。腎是先天之本，而腎經就是維護這個「本」的最好通道。時時敲打腎經，我們身體的根基也就越強壯。

和所有的經絡一樣，對腎經的刺激方法，最簡單的就是沿著經絡按摩。腎經沿路經過很多的臟腑器官，所以，沿經刺激，不僅可以疏通腎經，還可以同時刺激與這些臟腑器官相聯的經絡。

除了按摩腎經之外，腎經上的穴位也是重點。尤其是那些深埋著巨大礦藏的三大穴位，更是我們充實自己「健康帳戶」的重要基地，如果按摩腎經的時候忽視了這幾個穴位，那無異於入寶山而空手歸來了，這三個重要穴位就是：**水泉**、**太溪**、**然谷**。參照圖示找到它們，好好按摩，不光養腎健身，治病療疾，它們也是功不可沒的大將！

口腔潰瘍，給湧泉穴貼劑膏藥就好了

在種水稻的地方，往往都會開挖出一條水渠，作灌溉之用。湧泉穴就好像那水渠的源頭，如果源頭的水枯竭了，這些禾苗還能存活嗎？我們人體的五臟六腑，就相當於這些禾苗，需要腎水不斷滋養。

在人體的所有穴位當中，湧泉可算得上「明星」穴位了，對中醫再不瞭解的人，該也聽說過這個穴位。武俠小說中最喜歡用到的就是這個穴位，民間俗語也說：「若要老人安，湧泉常溫暖」。

從腎經引出健康活水

湧泉的名氣很大，就算是明星的話，那也是實力派的，而非時下所謂的偶像派。它是腎經的第一大穴，我們看名字就知道了，「湧泉」，水如泉湧，《黃帝內經》中說：「腎出於湧泉，湧泉者足心也」。意思就是說：腎經的氣就好像泉水，從腳下來，灌溉到身體的各個地方。

種過田的朋友都知道，秧苗栽下去之後，農田裏一定要時時引水滋潤，否則的話很快就乾枯了。所以，在種水稻的地方，往往都會開挖出一條水渠，作為灌溉之用。湧泉穴就好像那水渠的源頭，如果源頭的水枯竭了，這些禾苗還能存活嗎？我們人體的五臟六腑就相當於這些禾苗，需要腎水不斷滋養。所以，經常刺激湧泉穴，可以防治很多的疾病。

一位女性，不知道怎麼回事，經常出現口腔潰瘍。尤其是月經前，幾乎都成了嘴巴受罪日了，她不明白怎麼回事。看了廣告說，可能是上火，去超市買了大量的降火食品吃，沒見效。又聽說是缺乏維生素C，吃了幾盒維生素片，還是沒有作用。平時還好，一吃飯、一喝水，痛苦不堪。她的工作又是經常要陪客戶吃飯的，真是非常難堪。看似小小的口腔潰瘍，卻讓人坐臥不寧。

我告訴她，用1.5 g～5 g的吳茱萸，研成碎末之後，用食醋調成糊狀。然後用溫熱水將腳洗乾淨，將調好的藥糊貼在湧泉穴上，然後用醫療膠布固定好，24小時換一次藥，2天就可以見到效果了，期間不要吃麻辣火鍋等辛辣刺激的食物。

果不其然，過了2天，她非常興奮地告訴我：「一覺起來，討厭的潰瘍真的不見了。」我告訴她，再貼2天，鞏固一下藥效。後來，再也沒有復發過。這就是內病外治、上病下治的典型代表。

刺激湧泉，雜症全消

中國民間有很多這樣的好方法，不過，用之前先得弄清自己的體質，對症下藥。如果自己是腎陰虛的話，就不要用這種方法了。因為吳茱萸是性熱燥烈的，最擅長於散寒止痛，疏肝下氣，如果本來就內熱，再用這個方子的話，無異於火上澆油。

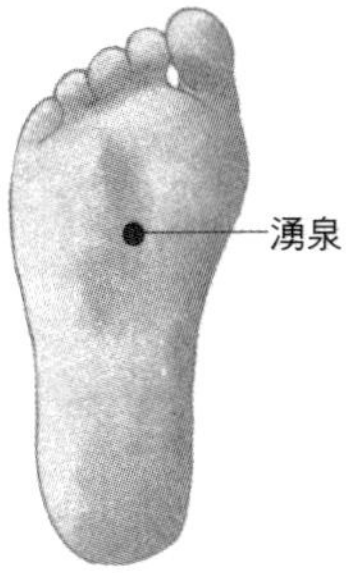

● 湧泉穴是腎經的第一大穴，刺激這裏就是在促進腎經的氣血運行。

湧泉血穴按摩法

用手搓、按摩揉捏，或者用小錘敲打都可以，每天按摩10～15分鐘左右。最好是晚上睡前用40度左右的熱水泡腳20多分鐘，之後再進行按摩，那樣效果最好、最顯著。

湧泉穴治病養生在中國流傳已久，早在宋代，人們就已經知道了按摩湧泉穴的好處。《蘇東坡文集》中記載了一個故事，當時廣東福建地區瘴氣很重，那裏的民眾很多都染上了瘧疾，面黃肌瘦，病殃殃的。一位長期駐守在那裏的武將卻安然無恙，非但沒有什麼病，還面色紅潤，腰腿輕快。請教之下，才知道，原來他每天早上起床，都會按摩湧泉穴無數次，直至出汗。人們紛紛效仿，不僅得病的人大量減少，很多人的陳年舊疾也都不治而癒了。

湧泉穴很好找，在腳板心的前三分之一處，屈趾時凹陷的地方就是。除了用手按摩，市場上還推出了根據人體腳部穴位設計的按摩鞋、拖鞋，繁忙沒有時間的職場人士，也可以在平時穿著，作用也很好。

很多人對中醫不屑一顧，認為不管是治病，還是養生，現在生活節奏那麼快，誰有時間慢慢地磨蹭這些事情。其實，道理古人早就說透了，荀子在《勸學篇》說：「不積跬步，無以至千里；不積小流，無以成江海。」任何事情，都有一個量變到質變的過程，養生也是如此，一口還吃不成一個胖子呢，要想將過去多年不良的生活習慣導致的身體問題，在朝夕之內解決掉，又怎麼可能呢？所以，從現在開始，將按摩湧泉穴當作每天必作功課，堅持百餘日，相信必有大收獲。

最佳止痛開關，太溪穴

中醫講究天人合一，人體的氣血運行與自然界的天體運行緊密相聯。一般來說，陽虛病多在下半夜發作，到了白天慢慢減輕。腎臟的原氣就居住在太溪穴，時常按揉這個穴位，可以很好地調節人體的陰陽，有效地緩解身體的疼痛。

凌晨4點多的時候，電話鈴忽然響了，在寂靜的清晨分外的刺耳。大清早的擾人清夢，誰啊？拿起話筒，一位朋友在電話裏焦急地說：「老朋友，這回全靠你了。我一位德國來的客戶，也不知道怎麼回事，這會兒額頭痛得厲害，在床上直打滾，樣子挺嚇人的。你趕快來看看好嗎？」

疼痛問題無需服藥

朋友有令，趕緊穿衣起身。到飯店的時候，那位金髮碧眼的外國朋友正坐在床上，咬牙忍痛，臉上全是虛汗，一副虛脫的樣子，朋友在一旁手足無措。言談之中，得知他這個現象已經好幾天了，白天的時候也感覺頭暈沉沉的，而且腰膝酸軟，沒啥力氣。剛來還以為是水土不服，也沒當回事。

他的脈細弱無力，舌質淡，苔薄白，腎陽虛，看來疼痛是由於經脈受阻所致。我在他的太溪穴上用針30秒以補腎陽，然後又在陽白穴上，用平補平瀉的手法留針30秒，以疏通經絡。兩針下來，他就平靜了很多，臉色緩解了很多，直對我豎大拇指。

疼痛減輕之後，他很誠懇地問我，這個現象已經持續好幾天了，而且總是在凌晨3、4點這個時間發作，這是為什麼呢？其實，這個問題說起來也不難，關鍵還是陰陽二字。中醫講究天人合一，人體的氣血運行，與自然界的天體運行緊密相聯。一般來說，陽虛病多在下半夜發作，到了白天慢慢減輕。

外國朋友一聽，頓時眼睛放光，連聲用他蹩腳的中文說道：「對，對，就是這樣，這幾天，每天都是這樣，4、5點痛得厲害，天亮了又慢慢減輕了。」然後，他又用充滿疑惑的眼神看著我說：「針灸我早已耳聞，沒想到今天親身體驗了一回，你剛剛刺的是什麼穴呢，這麼神奇？」

太溪穴，這個是腎經的原穴，是回陽九穴之一，用來補腎，效果是最好的。外國人對中國傳統的東西都感到很神奇，尤其是這種中國傳統的醫術，有時效果比西藥還具體，重點就是，找對了「開關」。

針灸揉按，癱瘓也能康復

為了讓這位德國朋友更能理解「太溪」穴，我說了一個故事：

在中國有一位醫生，名叫張士溘，自幼熟讀醫書的他，覺得取穴太多，難免顧此失彼，反而難以周全。腎經是人體生長發育的根本，「腎之既病，百病皆生」。所以，他結合自己的臨床經驗，選取了腎經原穴「太溪穴」為突破點，若干年來，光靠這一個穴就治好了很多人的牙痛、痛風、偏頭痛等疼痛症狀，最有名的案例是他用銀針治好了一位因意外造成截癱、大小便失禁的34歲青年，因而名揚海外。中國人按照傳統的習慣，稱他為「張太溪」。

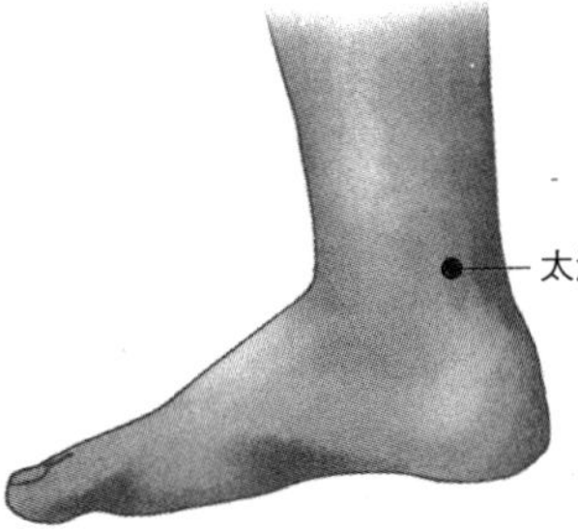

●太溪穴是腎經的原穴，用來補腎，效果是最好的。

故事講完之後，他意猶未盡。我告訴他說，腎臟的原氣就居住在這個地方，時常按揉這個穴位，可以很好地調節人體的陰陽，有效地緩解身體的疼痛。如果家裏有老人的話，一定要囑咐他多按按這個穴位，這樣對於鞏固下盤，防止老人摔倒作用極好。

說到後面的時候，他已經拿起筆記電腦記錄了，這一點真是出乎我的意料之外，他忙碌地敲打鍵盤，接著又問「你能再指點一下這個穴在哪裡嗎？」他對中國醫學充滿信心，我也熱誠的指出：太溪穴位在腳踝的內側偏腳後跟的地方，就是腳內踝尖與腳後跟中間凹陷的地方，最好每天晚上回到家裏，換上舒適的居家服，坐在沙發上，盤起腿來，彎曲食指，用指中按摩太溪穴10～15分鐘，長期堅持，會有驚人的效果。他很高興，劈裏啪啦地全都記在了電腦上。

沒過幾天，朋友提著禮物上門來了。一進門就是90度的大鞠躬，倒把我嚇了一跳。後來才知道，原來，那位德國朋友在我走後，立即跟他們簽訂了合同。而且回國之後，他一直堅持按摩太溪穴。

其實，治病救人乃醫者本分，能夠用中國的傳統醫術，為外國朋友治好疾病，讓他們相信，中醫不是巫術。當有人誣衊中醫的時候，有人能夠站出來，替我們古老的中醫說一句公道話，這已經是對我最大的感謝了！

找到複溜穴，向經痛說再見

複溜穴是腎經的母穴，醫書上說：虛則補其母。身體虛弱了，按摩複溜穴就等於從經絡上給身體輸送營養了，沒有副作用的同時，還可以全盤吸收。

「粉面含春威不露，朱唇未啟笑先聞」。看過《紅樓夢》的都知道，這是描寫「鐵娘子」鳳姐的詩句。我們在看書的時候，就感覺王熙鳳像一位巾幗英雄一樣，有使不完的精力，用不完的心機。當然，如果稍微留心的話，也會發現，雖然她地位尊貴，本領超群。但卻也一樣有著身為女人的種種痛處。

溫養子宮，婦科健康核心

《紅樓夢》第55回講道，鳳姐年內因操勞過度，一時保養不慎，流產了，並添「下紅之症」。這裏的「下紅之症」就是指我們今天所說的月經不調，出血量過多等症狀。流產以及生育之後的女性，由於子宮受到傷害，身體又虛弱，沒有照顧好的話，很容易出現各式各樣的月經問題。

我曾經診治過一位患者，她就是由於生小孩的時候大出血，留下了後遺症。以後每次生理期的時候，都痛到不行，而且還很難乾淨，用熱水袋敷著才稍微舒服一點。不僅如此，精力也沒以前好了，腰膝酸軟，一點工作也做不了，臉色看起來也很差。我給她診斷發現，她的痛經很明顯是由於氣血不足引起的。因為她的脈沉細無力，經血顏色很淡，很稀，連嘴唇顏色都是慘白慘白的。顯然，和生育有很大的關係。

我當即給她針腎經上的複溜穴，配合氣海穴。針了3次之後，她當月就沒有痛經。三個療程結束之後，月經完全正常了，經血明顯轉紅，體力也恢復了。原先一些腰酸背痛的症狀都消失了。

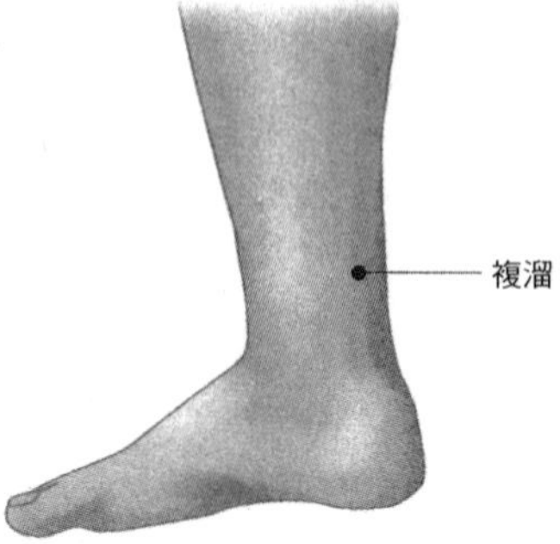

●複溜就是讓血液重新流動起來，這樣可以去除淤血，恢復身體活力。

可能有人覺得奇怪，為什麼複溜穴有這麼強大的功效？其實，我們看看複溜穴的名字就知道了，**「複溜」就是讓血液重新流動起來的意思**，女性生產之後，體內還殘留有大量的淤血，針刺複溜穴，可以刺激淤血儘快排出體外。而且，複溜穴是腎經的母穴，醫書上說：虛則補其母。**身體虛弱了，按摩複溜穴，就等於從經絡上給身體輸送營養，沒有副作用的同時，還可以全盤吸收**。事實上，現在很多中醫專家，都把複溜穴當作六味地黃丸來用了，遇到有口乾舌燥的時候，直接就按摩複溜穴，而不是去吃什麼藥。在針灸複

紅糯米粥煮法

此粥需要的材料，去超市一下子都可以買齊了，主要是：紅糯米（也就是紫米）100克，枸杞10克，紅棗10枚，冰糖20克。
事先將紅糯米洗乾淨，浸泡5～6個小時。煮的時候，先在鍋裏面倒入適量的清水燒開。同時將紅棗、枸杞都洗乾淨。水開之後，先將紅糯米放進去，再次燒開之後，放入紅棗，改中火。煮個20分鐘之後，再放枸杞，然後調成小火，慢慢地熬上1個小時，成粥之後放上冰糖，就是一碗熱乎乎，色香味俱全的紅糯米粥了。

溜穴的同時，再加上位於腹部的氣海穴，就等於雙劍合璧，對於她因為分娩而導致的其他疾患也能夠做到斬草除根，杜絕後患。

美顏養身雙效藥膳

當然了，身體虛弱，光靠一個穴位，功效很難有這麼大。在治療的同時，我還教給了她一道很好的補血養顏的藥膳，《紅樓夢》裏也曾提過，這道藥膳在賈府裏面，那可是連「老祖宗」賈母也是難得一嘗的，那就是：紅糯米粥。

這方子裏，紅棗和枸杞的作用相信不用多說了，最重要的是這個紅糯米，清朝的時候，紅糯米是進貢之物，所以平民百姓很難吃到。這個米是紅色的，紅色入心，心主血，所以說它能夠滋補氣血。賈母吃了一口，便送給了當時因為月經問題正在調養的王熙鳳，可見當時的人是多麼懂得養生啊！

我的那位患者每天晚上泡好紅糯米，早上起來煮粥喝。據她說，不僅身體好了很多，連臉色都紅潤了，皮膚也變得光滑細膩，這就是體內臟腑器官狀況轉好的外在表現。

這個粥的材料雖然好找，不過，有一點要注意的是，這個紅糯米一定要選好，現在很多不良商販為了賺錢，將一般的大米染成紅色，這是沒有效用的，一定要小心選購。

藥膳雖然好，但終究只是補助的方式。像周爾晉老先生所說，人體自有大藥庫，我們有什麼問題，還是得從經絡上入手去調治。對於女性因為各種原因導致的淤血和炎症，複溜穴都是第一個應該想到的穴位，這個穴很好找，就在我們的腳後跟，太溪穴上面二寸的地方，先找到太溪穴，然後將兩個大拇指併攏，放到太溪穴上，上面中間的點就是複溜穴了。

人體上的穴位多如牛毛，看似雜亂無章，其實每個穴位都有所屬。只要我們摸清它們的規律，明白每條經絡、每個穴位的功效，按圖索驥，循經取穴，身體上絕大多數的小病都可以自行解決。

平時沒事，也可以根據自己的情況多多按摩這些相應的穴位，不良的生活方式帶來的諸多問題，都可以在我們的指腹間消失無影，不需擔心藥苦、針痛、病磨人了。

婦女健康總管——足太陰脾經

肝和我們的情緒緊密相連，如果肝陰得不到滋養的話，負面情緒會呈直線上升。肝脾不和必然會導致經脈瘀滯，氣血運行不暢，頭面部得不到氣血的滋養，必然經常性的頭痛，而且面色萎黃、黑眼圈以及魚尾紋等，令女性最害怕的現象都會隨之而至。

「電視新聞女主播，剛來都是水嫩漂亮皮膚好，過兩年再看：稱大嫂。」崔永元這番調侃的話，不知道讓多少職業女性心有戚戚，頓生自憐之心。是啊，女性社會地位是提高了，可這辛勞程度也加倍提高了。健身卡被冷凍了，美容院的會員卡也得空著，脂肪不知不覺長出來了，再多的化妝品也掩蓋不了黑眼圈，一不小心，黑斑都冒出來了。

憂思多慮是摧花辣手

一位年輕女孩在我的寓所大吐苦水，我看著她，不到30歲的年齡，卻是既無春花的燦爛，也無秋葉的靜美，就像冬日裏寒風中顫抖的老柏，滄桑無限。

「你怎麼就不會保養自己呢？」「工作再重要，也不能不要身體啊。」這番話雖是肺腑之言，對當事人卻毫無益處，哪有工作不勞心勞力的呢？

憂思傷脾，女性不管是在職場，還是在家中，都難免因為各種事情操心勞碌，脾虛幾乎是每個女性都存在的問題。這也是為什麼女性容易衰老，身體更虛弱的原因之一。《脾胃論》裏反覆出現「百病皆由脾胃衰而生」，「治脾病可以安五臟」這樣的話，可不是沒有原因的。

「人在職場，身不由己。忙起來的時候，連杯水都沒時間喝。一直忙到晚上，出去大吃一頓，回到家裏，倒頭就睡。不管睡多久，還是覺得睏。」那位年輕的女孩皺著眉頭說。

唉，速食盒飯本來就不營養，吃飯時間還不定時，為了工作趕時間，又不可能細吃慢嚥，吃飯簡直等同於汽車加油，完全沒有半點享受的感覺，這樣的情況，又怎麼可能不傷及脾胃呢？脾氣虧虛，消化運送營養物質的功能必然下降，身體得不到足夠的滋養，無形中會增強疲勞感，睡意深重也是難免的。但是工作的壓力又讓人無法深度睡眠，因此不管睡多久，睡眠品質都不會好。這樣惡性循環，身體怎麼可能不出問題？

抒壓，慎食，健運脾氣

脾統血。血與女性的關係非常密切。脾的功能低下，女性每月一次的月經很難正常，問題嚴重的，甚至可能影響到孕產過程。所以，當出現與婦科相關的問題，去醫院

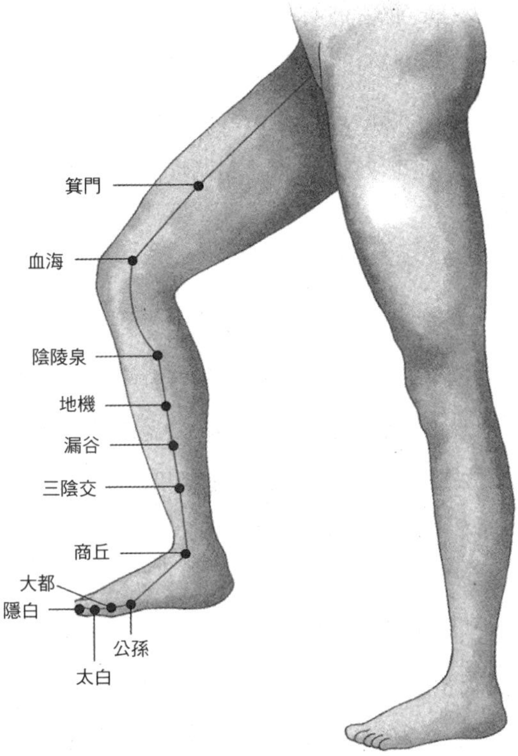

●脾統血，對於女性而言，這是一條女性從始至終的守護神。

檢查時，別忘了看看自己的「脾」氣好不好。而且，**脾虛時間久了，就會導致血不養肝**。肝和我們的情緒緊密相連，如果肝陰得不到滋養的話，負面情緒會呈直線上升，為什麼現在很多人動不動發火？問題就在肝。頭面部得不到氣血的滋養，必然經常性的頭痛，而且面色萎黃、黑眼圈以及魚尾紋等現象也會隨之而至。這些體內環境紊亂的問題，豈是一點潤膚霜，或上幾次美容院能夠解決的？

說來說去，最重要的當然是健脾了。在健脾之前，一定要先弄明白脾虛的原因，中醫早已告訴我們，脾虛不外兩樣：吃和思。吃的過涼、過熱、過饑過飽、暴飲暴食等都會導致脾虛，很多人可能要說了，這也不能吃那也不能吃，那吃什麼呢？其實中醫很寬容，對飲食沒有太多的禁忌，只要你秉持中庸之道，別偏聽偏信，樣樣吃一點，樣樣都不多吃，就可以了。而思呢，也是這樣，不是說不要你思考問題，而是要勞逸結合。很多中醫師說，養生最好的辦法是勞力不勞心，但這在現代社會也是不太可能的，唯一能夠做的，就是勞累了一段時間之後，找個方式放鬆一下，當然最好是體力活動了，這樣才叫有張有弛，動靜結合嘛。比如你看了半天的書，覺得累了，這時候最好去外面散散步，或者做點體力勞動，而不是換成看電視來休息。

明白了導致脾虛的根源之後，我們再來說健脾。健脾其實就是健運脾氣，最簡單的辦法莫過於按摩了。**每天上午9點～11點的時候，是脾經值班的時間，這個時候循著脾經的運行路線，從下到上進行按摩，可以疏通脾經的氣血。**脾氣一旦疏通，「面子」上大大小小的問題自然會消失。最重要的是，那些說不明白的慢性病，很可能在潛伏期就被「消滅」了。

脾經是不是很好用？其實，作為女性來講，不光要用好脾經，更重要的是要駕馭好脾經上的三大「主帥」，這就是下面要講到的三個重要穴位。只要和這三位「主帥」交好朋友，女性的問題，幾乎都可以隨手治癒了。

肝血陰虛，多刺激三陰交

三陰交是肝、脾、腎3條陰經交會的地方，按摩這個地方，可以同時刺激這3條經絡，養陰益髓，增強腹腔臟器的功能，尤其是生殖系統，可以說這是專治女性病的穴位。

一位朋友跟我抱怨他太太：「才40歲，又沒到更年期，天天嘮嘮叨叨的，煩都煩死了。芝麻點的事都要絮叨半天，也不知道哪裡不對勁。」唉聲歎氣之中，滿是無盡的不解和無奈。

火大，身病非心病

其實，要我說，現代女性是真的不容易，家庭、工作兩頭燒，心累身也累。所以，和女性朋友在一起，面對她們的一些小毛小病，嘮嘮叨叨的，我能忍就都忍了，也時常勸慰身邊抱怨老婆的朋友，多體諒女性。女人喜歡嘮叨，動輒發火，並不是她們真的那麼討厭，而是身體出現問題，肝血陰虛所致。所以，要做的是，想辦法幫助她們調理身體，而不是跟她們斤斤計較，吵個天翻地覆。

「**什麼是肝血陰虛？**」朋友好像抓到救命稻草一樣。

「**中醫說肝藏血，肝臟是需要血液來滋養的，如果氣血不足，就會導致肝臟血虛。**女性因為血液損失比較多，很多人會有血虛的情況。肝虛火旺，這樣的情況下，會有很多的無名之火，實在是常理之中的事。有時候，她們會發脾氣，可是發完之後，可能連自己都不知道怎麼回事了。所以，在她發脾氣的時候，不要跟她計較，讓她發完火，自然就萬事大吉了。」

更年期的女性密友

「心主血，肝藏血，而其統在脾」，意思就是血液說由脾臟來統治的，如果脾氣不足，就難以約束血液的正常運行，這種情況下，就可能出現各種血虛症狀，嚴重者甚至會導致出血。對付這種由於血虛導致的問題，最合適的就是按摩三陰交。**三陰交是肝、脾、腎三條陰經交會的地方，按摩這個地方，可以同時刺激這三條經絡，養陰益髓**，增強腹腔臟器的功能，尤其是生殖系統，所以很多名醫說這是專治女性病的穴位。

每天晚上睡覺前，先用熱水泡腳20分鐘，泡到小腿肚子以上，然後從上到下按摩穴位。治療這種由於肝血陰虛導致的無名症狀，可以結合膽經上的**陽陵泉**和膀胱經上的**承山穴**。這三個穴位都在小腿上，陽陵泉位於膝蓋斜下方，小腿外側，腓骨小頭前面凹陷的地方；承山穴取穴見「膀胱經」一章；三陰交穴在脛骨內側、腳內踝上約10cm處。先點揉這兩個穴位2、3分鐘，產生酸脹的感覺之後，再按揉三陰交，點揉5分鐘，堅持2個月之後，症狀就會漸漸消失。

這種治療方法沒有副作用，即將步入更年期的女性，以及工作經常勞神，導致血不養肝，經常有一股無名之火積壓心頭的人，都可以嘗試按摩一下。如果條件許可的話，找一位好的針灸師，請他們幫忙針灸，那樣效果會更好一些。

三陰交是女性的重點穴位，它兼止血活血、滋陰祛濕多種功能於一身。女性要想少些暴戾，多些優雅；少些火氣，多些平和；少些蒼白，多些紅潤，都不要忘了三陰交，三陰交穴是女性最體貼的密友。

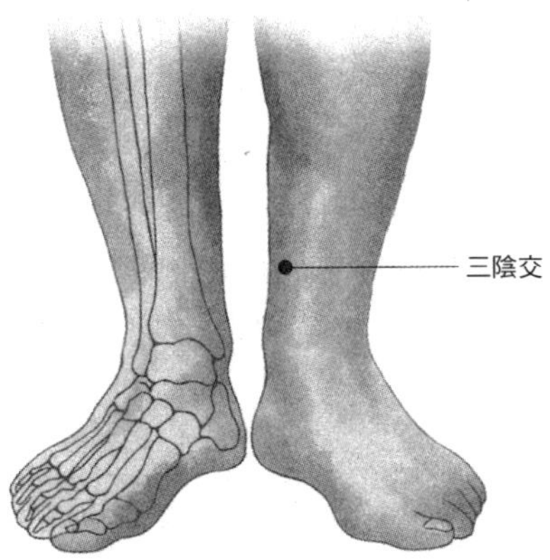

肝血陰虛按摩法

三陰交是足部三條陰經交匯的地方，與陽陵泉穴以及承山穴配合使用，可以很好地解決女性肝血陰虛的問題。

公孫穴：治療胃痛與婦科雙重有效

公孫穴運籌帷幄於脾經之中，決勝於臟腑之內。它運通12經，可以將臟腑的氣血灌注入四肢末端，而且8脈相交於此，和沖脈相通，沖脈又是婦科的主脈。所以，用公孫穴來治療婦科疾病，也是自古就有的老處方。

不知道是因為飲食還是其他原因，好像身邊每個人都有胃病似的。每次有患者來，我都必取一穴，那就是公孫。來得次數多的朋友，會直接說：「嘿，怎麼總看你在用這個穴，就沒有別的地方可取了嗎？」

胃病權威公孫穴

聽聽這話！

「胃病原是一個調養的疾病，你不調養，隔一段時間給我找麻煩，還懷疑我用穴不準。要是沒有這『公孫』的厚愛，只怕你早痛得去見過無數次閻王爺了。」我在他雙側公孫穴上提插撚轉，用瀉法行針1分鐘之後，重重地給了他一拳，痛得他嗷嗷直叫。

公孫穴是脾經上的大穴，可以說是大有來頭。腧穴命名書上說：「脾居中土，灌溉四旁，有中央黃帝，位臨四方，黃帝姓公孫，故以此為名。」公孫穴運籌帷幄於脾經之中，決勝於臟腑之內。它運通12經，可以將臟腑的氣血灌注入四肢末端，而且8脈相交於此，和沖脈相通，沖脈又是婦科的主脈。所以，用公孫穴來治療婦科疾病，也是自古就有的老處方。

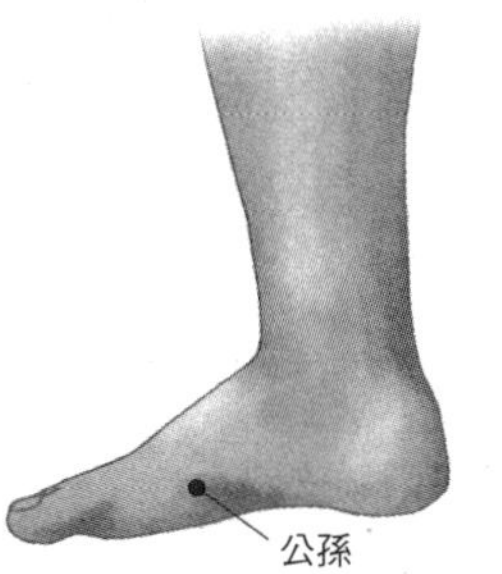

公孫穴健胃按摩指法

公孫穴是脾經上的大穴，除了可以治療胃病之外，還有很多的作用，晚上看電視的時候，盤腿而坐，用左右手拇指交叉旋轉，按壓雙腳的公孫穴，能夠有效健脾和胃，強化我們的後天之本，實在是上天賜給我們的最好禮物。

當然，公孫穴最厲害的還是治療胃病，什麼胃痛、胃脹、胃下垂，都可以取公孫穴按摩。原因很簡單，因為公孫穴是脾經的絡穴，脾胃相表裏，公孫穴通過經絡的聯繫與胃腸緊密相連，它融匯脾土中洲之儀，又連接沖脈貫通的秉性，所以可走可留，亦補亦瀉，全在一手掌握。

針灸、艾灸、按摩併用

幾年前，我診治過一位女士，40來歲，胃痛了好多年，看遍了中醫西醫，藥也服了一大籮筐，可就是不見好轉。問了一大圈之後，她才告訴我，說幾年前秋天的時候患過一次感冒，自那之後，就經常感覺胃脹。問題的根源出來了。手太陰肺經起源於胃，肺與胃緊密相聯。秋天，氣候乾燥，傷肺的同時也傷胃，那時候感冒很容易在胃部留下病根，只不過胃只是表現出脹痛難受，一般人很難想像這和感冒有什麼關係。

秋天的燥氣傷身，性格沉降。人感冒之後，胃裏會蓄積很多的燥氣，胃脹、胃痛就難免了。這時候，最主要的就是讓燥氣上升，而「脾主升」，取公孫穴刺激脾氣上升是最好的辦法。

我用艾灸灸她的左公孫穴上，一根艾條用完之後，她說胃脹感已經消除了很多。告訴她回去之後，再服用一個療程的補中益氣丸鞏固療效。沒過多久，她打來電話，說胃脹痛的感覺已經完全沒有了。

針灸、艾灸雖然也很簡單，可一般人終究難以掌握，所以胃痛得厲害的話，還是需要去醫院尋找專業的醫師治療。平時自己可以作一些預防胃痛、強化脾氣的方法加以按摩，效果也不錯。

我們抬起腳，會發現在足大趾內側後方，有個最突起的關節，叫第一蹠趾關節，公孫穴就在第一蹠趾關節後約一寸處。而且，這個穴位直通心臟，心臟憋悶的時候，也可以按壓此穴。對於因為吃得太多了，導致心臟悶得慌，公孫穴簡直就是手到擒來，效果顯著。

血海穴，根治一切血虛問題

血海穴是脾經所生之血的聚集之處，是女性解決血虛問題的最佳地點。血虛的女性，閑來無事多按壓幾次血海穴，就等於在刺激血海的血液向四周運行。血液運行通暢了，血虛的問題自然就可以得到解決。

一次在網上瀏覽，進了一個論壇，裏面有一個討論手腳冰涼的貼子，可以說是熱火朝天，回應的速度讓人目不暇接。這樣秋冬的季節，在這個地方，才知道什麼叫做暖意融融。討論問題的大部分是年輕女孩，一個個怨聲載道，這個說睡一晚也睡不暖，那個說整晚冷得根本睡不著，也有很多介紹自己的保暖經驗，有的說泡腳，有說穿襪子睡覺，也有說用熱水袋，真的是五花八門，各顯神通。

活力暢旺不再畏寒

我實在忍不住，就用笨拙的手指頭敲出了幾個字：「你們這些方法都是治標不治本的，手腳冰涼的原因有很多，即使是女性最常見的血虛，也得從根本治療，否則得永遠

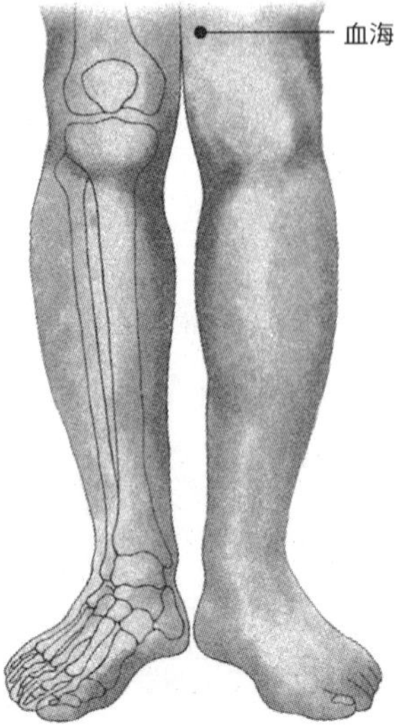

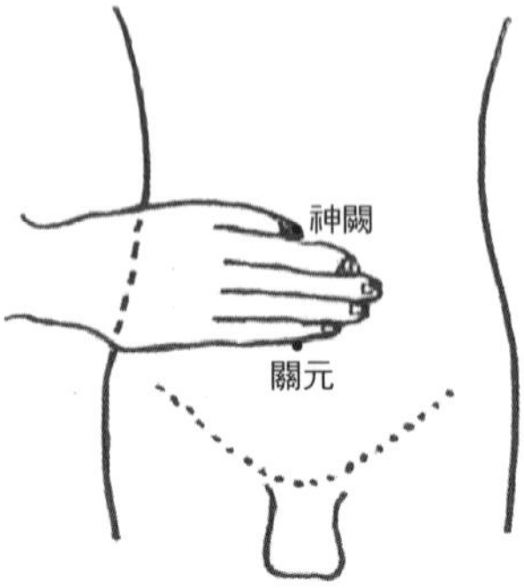

●關元穴能促使小腸更好的發揮造血功能，而血海穴則是血液的聚集之處，同時刺激這兩個穴位，女性血虛的問題自然會手到病除。

抱著熱水袋，不能丟開。」

看起來很高深的幾句話，立即吸引了很多人的目光。也難怪，正當你饑渴難耐的時候，有人拿出一碗水來，任誰都眼饞不已。冬天手腳冰涼，主要是氣血不足引起的，女性由於生理構造的原因，原本就容易血虛。如今，為了追隨潮流，飲食、起居等習慣都很不好，慢慢地，一些原本體質不錯的也變差了。氣血虛弱，加上冬天血管收縮，末稍血液循環不暢，手腳冰涼實在是太常見了。所以說，女性的問題，有一大半是需要靠保暖來解決的。

人體自身有很好的調節儀器，只要你用好這些儀器，身體自然不會給你找麻煩。女性的問題大多可以找脾經來解決，脾經上的血海穴，則是女性解決血虛問題的最佳地點。血海穴是脾經所生之血的聚集之處，在大腿內側距膝蓋3寸的地方。血虛的女性，閒來無事多按壓幾次血海穴，就等於在刺激血海的血液向四周運行。血液運行通暢了，血虛的問題自然就可以得到解決。

同時按壓位於腹部上的關元穴效果會更好，關元穴位

血虛現象總體檢

1. 經常手腳冰冷。
2. 站起來容易感覺頭暈。
3. 臉色、嘴唇、指甲蒼白。
4. 頭髮毛躁無光澤。
5. 容易失眠不安。
6. 有便秘問題。

於肚臍正下方，這個穴位可以使小腸更好的發揮造血功能。每天工作閒暇，或者看電視的時候，按壓8次血海，加8次關元穴，血虛的症狀會很快緩解。

血虛症狀食療法

血虛的症狀除了手腳冰涼之外，蹲下去後站起來測試看看，如果頭暈，也是血虛很明顯的表現，這類女性多有共同的特色，比如形體瘦弱，當然這個特徵可能很多女性都求之不得，但隨之而來的還有嘴唇、指甲、頭髮等暗淡無光，失眠、便秘，面色蒼白沒有血色，這些恐怕大家就不太喜歡了吧？

阿膠補血大家都知道，但阿膠的味不太好聞，而且價錢也不便宜。我這裏給大家推薦一款任何人都可以吃的補血暖身的粥食，提供給問題還不算嚴重，可以自己調理的女性來食用。原材料就是紫米、紅棗、枸杞子、黑芝麻、核桃。將適量的紫米、大棗、枸杞子以及黑芝麻放進鍋裏慢慢煮到爛熟。煮粥的同時將核桃炒熟，然後撚碎，等粥出鍋以後，撒一把核桃碎在上面，趁熱喝下，有很好的補血作用。平時再加上穴位按摩，相信再怎麼樣的血虛問題，都可以得到及時有效的解決。

肝重疏通，快樂呵護小心肝

有些人動不動發火，其實是肝臟自身在調節身體，這時候壓抑怒氣只會讓她們的鬱悶之氣得不到發洩，重新回到抑鬱的狀態，對身體百害而無一利。本著為身體著想，還不如讓他們發洩出來，刺激他們哭泣，把肝臟的毒素通過眼淚排放出來，心情自然就會好轉。

電視上正在播放有關親情的節目。說實話，挺無聊的，不過老婆愛看這樣的節目，動不動還看得淚流滿面，我也不勸她，任她盡情發洩。

肝氣鬱結，乳腺生變

一位男士在訴說他的婚姻故事，因為娶的人不是他心中所屬的那位，所以一直對妻子冷漠以對。而他的妻子呢，卻是十年如一日，克盡職守，照顧小孩和老人，任勞任怨，對他也分外包容，甚至，對他跟初戀情人約會的事情也裝聾作啞。我看到這裏，猜測他的妻子最後很可能會患上乳腺疾病。還真的讓我說中了。

其實，要說道理也很簡單。在那樣的生活狀態下，難免心情壓抑，肝氣鬱結。肝經走乳腺，氣滯不舒，必然導致乳房的經絡堵塞，久而久之，出現乳房腫塊又有什麼可奇怪的呢？

不僅如此，**女性的其他疾病，比如痛經、經前情緒煩躁，以及子宮肌瘤等，都和肝經不通、肝氣不舒有關係。**所以，對於老婆嘮叨、哭泣、發火，我都不會加以阻止，而是讓她盡情宣洩，也勸身邊的朋友盡可能地容忍自己的太太。因為很多時候，並不是她們的脾氣真的那麼壞，而是因為血不養肝，肝臟失於調養所致。

養肝的方法千千萬。不過，對於女性而言，最重要的，還是讓心裏鬱結的壞心情發洩出來。可能是由於傳統文化的影響，女性以含蓄為美，不管什麼事，都喜歡埋藏在心裏面，喜怒不形於色。其實這樣對肝的傷害是最大的。肝是排毒器官，「肝主疏泄」，肝是藏不住事的，不管有什麼，都一定要疏散出去，這樣才能保證肝經暢通無阻，血液的循環不出問題。

一位朋友說他跟妻子吵架，吵得天翻地覆，奪門而去。在外面晃了好幾天，原本以為，回去以後，妻子的脾氣該消了。沒想到，回去沒兩天，又開始吵。弄得家裏雞犬不寧，都快要鬧離婚了。

我告訴他說，下回再吵架的時候，你也別逃避。繼續跟她吵，直到把她氣哭為止。他瞪大了眼睛看著我，「從來都是勸和不勸吵的，你怎麼還加油添醋？」

我也不解釋，笑眯眯地看著他：「你聽我的準沒錯。」

過了沒幾天，他打電話告訴我：「我前幾天狠狠地跟老婆對罵了一番，她氣得哭了半宿。早上起來，兩個眼睛跟桃子似的。不過，這幾天她脾氣真的好多了。事後，我們還坐一起好好溝通了一番，這簡直是奇蹟。」

宣洩情緒，身體的自然掃毒機制

「肝藏血」，由於生理原因，女性往往貧血的多，血不養肝，原本就容易心情煩躁。更何況她們心思細膩，大小事情都鬱結在心裏，得不到發洩。肝，最害怕的就是抑鬱。所以，女性動不動發火，其實是肝臟自身在調節身體，這時候逃開只會讓她們的鬱悶之氣得不到發洩，重新回到抑鬱的狀態，對身體百害而無一利。本著為身體著想，還不如讓她們發洩出來，刺激她們哭泣，把肝臟的毒素通過眼淚排放出來，心情自然就會好轉。

不過，得提醒一點就是，這個刺激一定得掌握好，千萬不要刺激人家心中的隱痛，揭傷疤，否則以後想起來，只會更加鬱悶，徒增肝臟負擔。

所以，當家人看電視的時候哭泣，也是一種釋放的方式，別在旁取笑。沒事的時候陪著家人出去走走，逛逛街，去郊外散散心，唱唱歌，也都是疏散心情、調養肝臟的好方法。

保養肝臟的方法很多，吃些營養美味的食物、早睡早起讓肝臟充分休息，甚至是去運動，出一身臭汗，都可以疏通肝經，讓氣血運行加速，讓心情快樂起來。

太沖穴，電腦族養肝一點靈

「肝藏血」，肝就相當於人體的血庫，肝臟一旦受到傷害，血庫裏的血液必然減少。太沖穴能補能瀉，可收可散，就像皇帝身邊最體貼的大臣一樣，時刻關心著自己的「主子」，不讓他受到一點傷害。看電腦久了，按摩太沖穴，就等於在給肝臟這個血庫裏補充血液，讓肝臟得到滋養。

記得小時候學古文，裏面有一句話，「天不生仲尼，萬古長如夜」。我不太能理解，問爺爺，不是愛因斯坦發明了電燈嗎，怎麼把功勞給了孔子呢？如今，才明白，此「夜」非彼「夜」。

視力健康源於肝臟

不得不承認，今天我們的生活已經比以前大有進步，而這個功勞和愛因斯坦等一批批科學家的發明息息相關。尤其是電腦的發明，媒體說是21世紀的產業革命，真的是當之無愧。試問，今天在城市裏，誰的家裏沒有電腦，誰的工作又能離得了電腦？

治肝血陰虛的雞肝粥

每天早上起來，熬一碗雞肝粥吃，給肝臟添加雙倍的動力。雞肝性味甘溫，有補肝明目，養血補血的功效，很多醫書都極力推薦，《本草綱目》就說雞肝可以治「目暗」。作法是將適量的米洗淨煮爛，然後放入切成小丁的雞肝，煮熟之後加上鹽、蔥末、香油，就是一碗香噴噴的「活力早餐」了。

這道粥，對於肝血陰虛的人有很好的滋補作用。但膽固醇高，以及性功能亢進的患者，還是另選它途來得好，比如，可以多吃一些綠色蔬菜，「青入肝」，變通亦可得良效。

可是，我們在網上輕點滑鼠的同時，也發現，我們眼睛越來越乾澀難受，揉眼睛的次數增多了；看東西也越來越模糊不清，近視眼的比例增加了許多；脾氣越來越大，身體也越來越不好了……這些，到今天，稍有醫學知識的人都知道，電腦「功不可沒」，西醫說，這是由於電腦輻射造成的。那我們從中醫的角度來講，又是怎麼回事呢？

其實中醫早就說過，「久視傷肝，久坐傷骨」，電腦往前一放，誰不是規規矩矩地坐著，眼睛一眨也不眨的？流覽網頁、打遊戲、聊天，哪一樣不是幾個小時動都不動？「肝藏血」，肝就相當於人體的血庫，肝臟一旦受到傷害，血庫裏的血液必然減少。「目受血而能視」，血液缺失，眼睛乾澀、酸痛、近視都是在所難免的了。現在青少年近視比以前多多了，很多人不明白怎麼回事，其實就是看電腦、看書太多，傷了肝血。

還有一個很傷害肝臟的習慣就是熬夜，「人臥則血歸肝」，到了天黑就應該睡覺，讓血液回肝解毒、淨化。結果很多人該睡覺了的時候，還在電腦前工作、聊天，把那些原本應該供給肝臟的血液，搶來用在了眼睛和心臟等器官上，使得這些血液沒有淨化的機會，毒素就在血液裏串列著。所以，熬夜的人和沒有熬夜的人，早上一起來，就會發現，他們的臉色完全不一樣。

說了這麼多，可能有人該鬱悶了。曾經就有一位朋友，紅著眼睛跟我爭執。原因就是我勸他少用電腦，少熬夜。結果，他扯著嗓子跟我嚷：「難道這是我想要的嗎，今天全世界都在用電腦，我能不用嗎？我要寫稿子，不到晚上安靜的時候寫不出來，你說我怎麼辦？」

為了解救他的現實困難，我遍搜醫書，為他找到了兩個辦法：按摩太沖穴，加上吃雞肝粥。

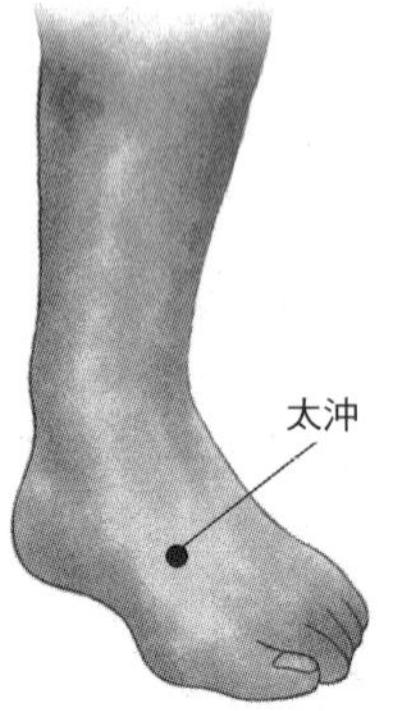

●太沖穴是有名的消氣穴，它最大的作用就是疏肝理氣。

明目按摩太沖穴

肝經上的大穴，人體內的重要寶藏：太沖穴！

這個穴位雖然不像湧泉穴那樣名震寰宇，但卻是最質樸，最實用的一個穴位，**中里巴人稱它為「消氣穴」，意思就是按摩它可以疏通肝經的堵塞之處，讓「氣」順經而下，發散出去。**其實，電腦一族時常按摩它，作用也是一樣的，太沖穴能補能瀉，可收可散，就像皇帝身邊最體貼的大臣一樣，時刻關心著自己的「主子」，不讓他受到一點傷害。「肝開竅於目」，用電腦1個多小時，必然會感到眼睛酸澀難受，原因就是肝臟供血不足，自身也在受傷害了。這時候，趕緊閉上眼睛，按摩幾分鐘太沖穴來補充氣血，再看東西的時候，不僅眼明心亮，身體也不受傷害，豈不是一舉兩得？

太沖穴也不難找，就在腳背上，沿著大腳趾和二腳趾的中間柔軟的地方一直向上按，按到一個凹陷的地方就是太沖穴。這個地方因為穴位很深，所以一定要用力按，壓到裏面去，而不是在表皮上揉搓，那樣把皮膚搓破了，起不了作用，每次按5～10分鐘，堅持一段時間，自己就會感覺到心平氣和，耳聰目明。如果可以的話，在辦公室裏準備一雙拖鞋，就可以偷偷地在桌子底下按摩了。當然了，如果行不通的話，晚上回家，以太沖穴為重點，循著肝經的循經路線按摩10來分鐘，作用也很好。

在我們人體，像太沖穴這樣，具有調節身心作用的穴位不勝枚舉，現代生活中，各種各樣的事物常常傷害著我們身體，但存在著更多保護身體的奇方妙法，真可說是一物降一物，就看我們懂不懂其中的道理，是不是善於利用了。

膽經，人體經絡群中的先鋒

在人體五臟六腑當中，首當其衝的就是膽。就像接力賽跑一樣，膽經是第一棒，如果膽經堵塞了，膽汁分泌不正常，必然會直接影響後面的士氣，導致臟腑器官的運化能力失調，身體虛弱。

也不知道從什麼時候開始的，滿世界都在說「敲膽經」，連雜誌都打上標題：敲膽經是時下最IN的瘦腿方法。早上起來早一點，走出社區，會發現，很多老人都在那裏抬起一條腿，「咚咚咚」地敲。看他們一拳接著一拳，認真敲腿的樣子，不禁感慨老人對於健康的渴望。如果我們年輕一點的時候，就能夠這樣關注健康，還會有那麼多的老年病嗎？

敲膽經，健康接力第一棒

膽經能夠這麼熱門，不是沒有原因的。在人體五臟六腑當中，首當其衝的就是膽，我們看膽經的循經時間就知道，是子時，也就是夜裏11點到1點，這個時段是一天當中最黑暗的時候，也是陰消陽長的時候，陽氣在這個時候開始生長。

《黃帝內經》說「凡十一髒，皆取於膽。」將膽放在所有器官之首，這可能讓人意想不到，但卻蘊含著深刻的道理。按照中醫天人合一的思想，人體不僅需要秋收冬藏，也和12時辰緊密相關，12時辰正好對應人體12經絡。這12經絡裏面，膽經居首位，晚上11點，膽經開始分泌膽汁，然後刺激肝淨化血液……每一個環節都是緊密相聯的，就像接力賽跑一樣。膽經是第一棒，如果膽經堵塞了，膽汁分泌不正常，必然會直接影響後面的士氣，導致臟腑器官的運作能力失調，身體虛弱。

● 按摩膽經、激發膽汁分泌，還能同時刺激膀胱經以及腎經。

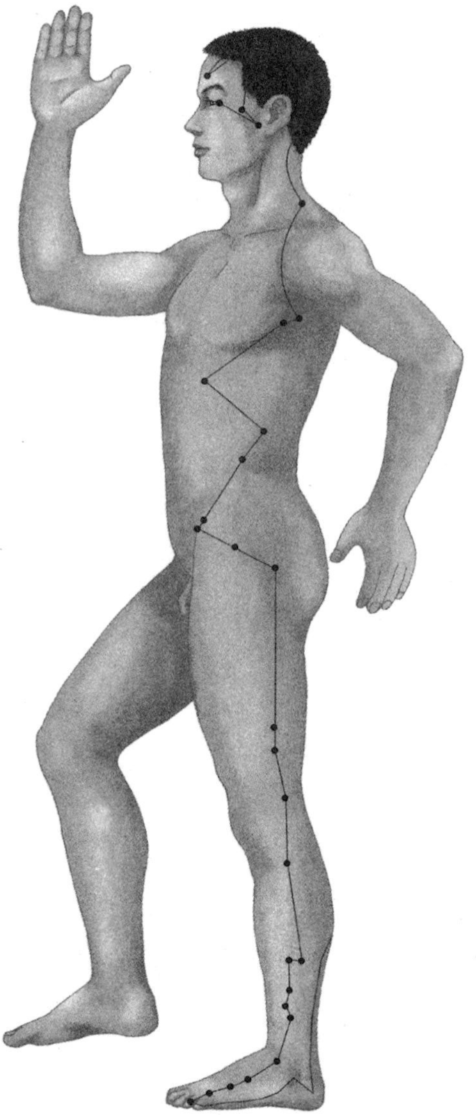

刺激膽經，可以帶給人們最渴望得到的功能，那就是——防衰老。《黃帝內經》記載，人的壽命應該是在100多歲以上的。過去的人50、60歲的時候，還可以做很多事，到今天，這個年紀的老人大多已經退休在家了。

膽經養生道理說起來很簡單，就相當於我們今天時常喊的口號：讓孩子贏在起跑線上。膽經是人體12經絡接力棒的首棒，如果這個地方氣血很旺盛，必然會刺激後面的經絡氣血運行。而且，經絡與經絡之間環環相扣，在刺激膽經的同時，其他的經絡也會間接受益。

膽汁旺盛，腦聰目明

除了敲膽經之外，我這裏給大家推薦另外一個動作，不僅可以按摩膽經，激發膽汁的分泌，讓人更加地精神奕奕，而且還可以刺激膀胱經、腎經等，是一舉多得的好運動。這個動作在很多武術招數裏都用到過，類似于中里巴人所說的金雞獨立，但比金雞獨立難度更大一些，所以更適合在電腦前坐得太久的職場人士。

具體做法就是：雙腳並立，向陽站好，挺胸收腹，然後雙臂從側面一直緩慢上舉，在頭頂上方雙掌手心合併，盡可能地在頭頂上方帶動整個身體拉伸，然後順勢下腰，雙掌依舊合併緩慢向前向下平舉，左腿向後向上伸起，一直到整個人形成一個「T」字形，依據自己的體力站立2分鐘，剛開始的時候如果做不到的話，從30秒開始也是一樣的，左右腿交替進行，一定要循序漸進地堅持，否則難見成效。T形運動不僅可以按摩膽經、激發膽汁分泌，還能同時刺激膀胱經以及腎經。

這個方法，是我以及同事們振奮精神，保持苗條身形的標準動作。每天早上起來，穿著睡衣交替做個10分鐘，頭腦會即時清醒過來，一天的工作效率都會提高很多，所謂「膽有多清，腦有多清」就是這個意思了。

膽汁分泌旺盛，人體消化吸收營養的能力會增強，氣血會更加充足；而膽經暢通無阻，寒氣無法積聚，身體氣血運行會很通暢。糧草充足，而且能及時送到，前方的戰士還會飽受饑寒之苦嗎？

肩周發炎，就找它的剋星肩井穴

肩井穴是足少陽膽經的重要穴位，它和腳底的湧泉穴一起，構成一個循環往復的氣場，按摩它，能夠鼓舞全身氣血的運行。氣血運行通暢，身體的小毛病自然會被「掃光光」。

膽經循行於身體的兩側，從頭到腳，是一條很長的經絡。在膽經上，有一個現代人最需要牢記的穴位，那就是——肩井穴。

少吹冷氣，多換姿勢

近年求診頸肩疾病的患者越來越多了。就連我自己忙碌的時候，坐診一天下來，都會覺得肩膀酸痛。好不容易有空休息一下，我就會趕忙站起來，揉揉胳膊、甩甩腿。一位患者揉著她的肩膀就進來了，「醫生，你幫我看看我這肩膀，痛死了。」一位女性，40歲左右的年紀，皺著眉頭，旁邊還跟著一位年輕的小夥子替她拿著包。

我讓她坐下，在她的肩膀中間的地方按了按，剛按下去，她就痛得直叫喚。我用大拇指在那裏重重地按了幾分鐘之後，她明顯地放鬆了很多，驚喜地說：「現在感覺好多了，你這是什麼招式啊，真有效。」

我笑笑：「你這肩周炎有好幾年了吧？」

「是呀，好幾年就開始痛了，藥也吃過，針也打過，還貼過膏藥，可是都時好時壞的。有段時間沒痛了，所以也沒在意。今天開車的時候，也不知道是冷氣開重了，還是怎麼了，突然痛得厲害，差點就抓不穩方向盤了。」她說的時候一臉的惶恐，心有餘悸的樣子。

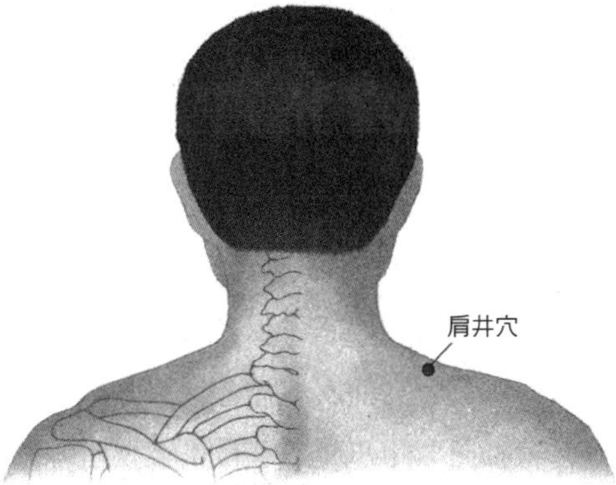

● 肩井穴是膽經的重要穴位，在按摩完其他穴位之後，再配合肩井穴按摩，全身的氣血運行都能更加通暢。

她還真沒猜錯，肩周炎患者最怕的就是寒氣，一些司機夏天的時候，赤膊上陣，還把胳膊伸出窗外，肩膀長時間受風吹，久而久之，就容易發生肩周炎。我的很多患者發病之前，都有吹空調的記錄。本來人到了中年以後，陽氣會衰弱，筋脈失去濡養，時間久了，就容易發炎。如今的人，多從事腦力事業，活動量少，筋骨就比以前脆弱，由於工作（比如司機、電腦一族）的原因，還長時間保持同一姿勢，氣血運行自然難以通暢，再加上心浮氣躁，喜歡吹冷氣，肩膀很容易遭受寒氣的侵襲。寒凝氣滯，關節得不到舒展，自然就會疼痛了。

循環氣場，血路鼓暢

在按摩和解說之後，這位女性患者若有所悟的點點頭問道：「剛剛按摩的是什麼地方呢，怎麼這麼見效？以後，我自己沒事多按按，能不能防止復發呀？」

醫生最喜歡的就是這樣有覺悟的患者了。我連忙告訴她，我剛剛按揉的是肩井穴，這個穴位是治療肩周炎的特效穴位，將大拇指的指甲剪平了，然後放在肩膀的中間（左手按右肩，右手按左肩），就是大椎穴和肩峰兩點的正中心，如果不清楚的話，也可以循著乳頭往上走，肩井穴與乳頭是直線相聯的。每天在這個穴位按摩3、4次，每天按摩3、5分鐘，左右手交替按摩兩邊肩膀，1周左右就不會再痛了。

這位女性很滿意的走了，卻勾起了我的回憶。說起來，這個肩井穴還有一段淵源，過去我爺爺的那年代，他那時候學習醫書很用功，經常一邊放牛一邊看書，一看就是一整天，好幾次把牛給弄丟了。所以，患了肩周炎也不敢跟家裏說。還是在野外胡亂轉肩膀的時候，被一位白髮老人看到，教給了他這個方法。所以，那時候，對肩井穴，我就有一種強烈的敬畏心理。

後來，看醫書的時候，才知道這個道理早在《針灸甲乙經》裏面就講過，「肩背痹痛，臂不舉，寒熱淒索，肩井主之。」肩井穴是足少陽膽經的重要穴位，它和腳底的湧泉穴一起，構成一個循環往復的氣場，按摩它，能夠鼓舞全身氣血的運行。所以《保赤推拿法》中說：「不拘何症，推拿各穴畢，掐此（肩井）能周通一身之血。」可見肩井穴有多厲害。

肩周炎疼痛多發生在肩井穴旁邊，可以說，肩井穴就是肩周炎的「解藥」，當肩膀周圍出現問題的時候，都可以找肩井穴來解決問題。

每個人都擁有自己的美容院：足陽明胃經

脾胃是氣血生化之源，主肌膚。胃經在面部循行最廣泛，從鼻側到臉頰到額頭部位，幾乎整個臉部都有胃經的分佈線，刺激胃經，可以直接讓氣血上行到臉部，皮膚吸收了營養，自然會紅潤細膩，充滿彈性。

多年的行醫生涯，讓我總結出來一個規律，跟女性聊天的話，千萬不要跟她們談養生，那樣說了也白說。轉換一下方式，跟她們談美容的話，那就完全不一樣了。保證她們兩眼放光，坐姿都會挺立幾分。

胃經乃美容之本

事實上，在中醫裏面，養生和美容是一體兩面的事。不管你是食療，還是針灸、按摩，都是以內養外，最終的落角點都在五臟六腑之上，關鍵還是調理好臟腑器官，容貌肌膚自然會更加美麗。這一點古人已經講得很清楚了，《黃帝內經》就有五臟與五華關係的說明，五華就是女性美容最喜歡探討的臉、手、皮膚、頭髮、嘴唇等一眼就可以看到的部位，這些地方是圓潤亮麗，還是乾燥枯萎，實際上和身體的內在器官緊密相關，中醫的望診也正是透過這些外表去斷病的。

我有一位同門師兄弟，因為耐不住學醫的寂寞和辛苦，半途而廢，棄學經商。後來，看到中醫美容大有市場，便投資開了一家中醫美容院。他的水準，外人不知道，我們卻是很清楚的。原本以為騙人辦張卡，弄個開張費，要不了多久就得關門了。沒想到2年過去了，他的生意居然越做越大了。

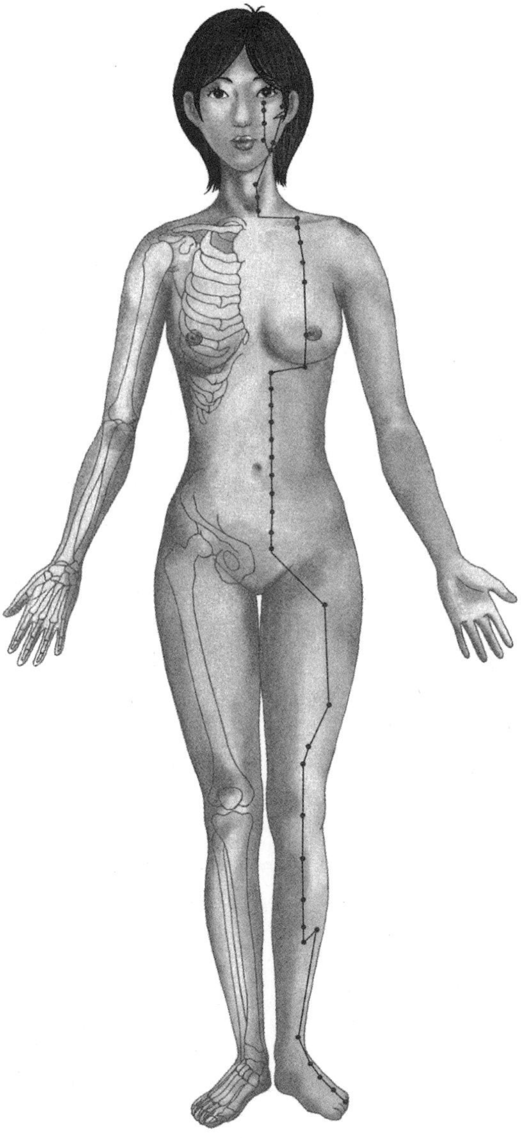

●陽明主面，治面要取陽明。刺激胃經，可以直接讓氣血上行到臉部，讓臉色自然紅潤。

哥兒幾個聚一起的時候，輪番「轟炸」，才套出他的秘密。原來，他唯一的招數就是：足陽明胃經。不管是面部美容，還是形體，甚至是乳房的保養，他全都讓那些美容師們給客人按摩胃經，從腳底下一直到頭面部，「就這樣，一招吃遍天下。」說完，面對我們驚愕的眼神，他哈哈大笑。

一條經絡，就讓他的美容院風生水起，這我還真沒想到。不過，轉念一想，足陽明胃經確實有這樣的功效，雖然他誇大其辭了一點，但也還不算騙術。脾胃是氣血生化之源，氣血充足，五臟六腑均能得到滋養，身體自然會更加地年輕而充滿活力。最重要的是，脾胃主肌膚，足陽明胃經屬胃而絡於脾，刺激它就等於同時在促進脾胃的運化能力，而且胃經在面部循行最廣泛，從鼻側到臉頰到額頭部位，幾乎整個臉部都有胃經的分佈線，刺激胃經，可以直接讓氣血上行到臉部，皮膚吸收了營養，自然會紅潤細膩，充滿彈性。所以，很多中醫美容師說：「陽明主面，治面要取陽明。」

代謝排濁，美肌纖體

大街小巷都風靡的經絡減肥，就更離不開胃經了。稍微有點中醫常識的人都知道，胖是由於脾胃虛弱造成的，尤其是脾胃積熱，是單純性肥胖最主要的原因。按摩胃經，可以增強身體的代謝能力，加速氣血津液化生和瘀濁廢物的排出能力，瘀濁不生，自然就會苗條結實了。

這樣想來，一條經絡能夠撐起一家美容院也就不足為奇了。沒有時間、精力以及經濟並不是那麼寬鬆的人，平時在家沒事的時候，每天循著胃經的行經路線，從上到下按摩個10來分鐘，遇到自己按摩起來感覺疼痛的地方，重點按揉幾次，直到疼痛緩解，這樣不僅可以防治脾胃的疾病，更是一種從內到外的絕佳養顏方式。

《黃帝內經》篇說：「經脈者，所以能決死生，處百病，調虛實，不可不通。」不管是養顏美容，還是防病強身，經絡都是每一個人應該關注的事，尤其是後天之本的胃經，更應該引起每個人的注意。

消除眼袋，從按摩足三里開始

足三里是胃經的合穴，意思就是說，足三里以下穴位的氣血上行到這裏集合，在這裏形成一個大氣場。按摩這裏，可以刺激胃經的氣血上行，增強脾胃功能，調和全身氣血。

水喝多了，失眠了，熬夜了，早上起來都會發現自己掛著兩個大大的眼袋。一些愛美的女性對眼袋深惡痛絕。

排濕回復青春明眸

記得沒有結婚之前，有一回打電話邀請老婆出來玩，原本前一天晚上說好的，誰知道她臨時變卦，就是不肯出來，理由說得含含糊糊的，讓人聽不懂。最後逼急了，她才說，昨天晚上睡得太晚了，而且喝了很多水，眼睛腫脹，眼袋深掛，太難看了，不好意思出門。

我當時就笑了，電話中教她先坐下來，將右手的食指第二關節放在小腿中間的骨頭

●足三里穴具有刺激胃經作用，常按摩它，可以補腎益精、補血養陰。

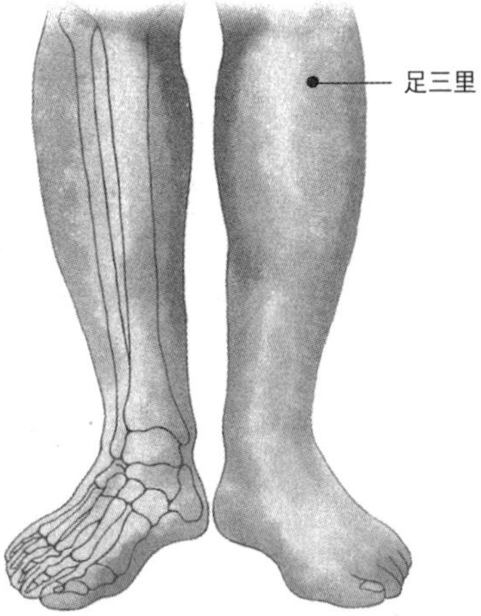

消除眼袋4大鐵律

1. 早睡早起，勿熬夜。
2. 睡前2小時，不宜喝湯水。
3. 改掉吃宵夜的習慣，連晚餐都儘量清淡。
4. 常常按摩足三里穴。

上，慢慢上移，移到有突出的斜面擋住的時候，壓住指尖，然後將中指彎曲，用關節處在那個地方使勁按壓。壓個3、4分鐘，換另一側。

過了大概一刻鐘，她回電話過來，很興奮的樣子，嚷嚷著說要讓我看看這個奇效。她這人一向沉穩內斂，很少有這麼孩子氣的時候。真沒想到，一個小穴位就讓我看到了她的另一面。

形成眼袋的原因有很多，女性到了30歲以後，由於腎氣衰弱，脾胃功能下降，大多會出現眼瞼腫脹，眼袋加深的情形。**我們看中老年人，很少沒有眼袋的，原因就是因為年老體虛，氣血虛弱，導致水濕停滯在眼部無法排除而造成的。**年輕人，雖然身體機能強健，但是晚上睡得太晚或者喝水太多了，氣血回流不夠，也無法迅速地將停留在眼部的濕濁排出去，所以也會短暫地形成眼袋。但是別擔心，起床後，稍加按摩，再加上其他的活動，讓氣血運行速度加快，眼瞼浮腫的現象也會很快消失的。

作一個美麗人瑞的延壽秘穴

我常讓老婆按摩的膝蓋點，就是足三里穴。這個穴和湧泉穴一樣，是人體的長壽大穴。艾灸足三里，在民間一直是老人保健養生的重要方式。卻很少有人知道，它還有這樣一個特殊的作用。

其實按摩足三里去眼袋的道理很簡單，足三里是胃經的合穴，意思就是說，足三里以下穴位的氣血上行到這裏集合，在這裏形成一個大氣場。按摩這裏呢，就可以刺激胃經的氣血上行，增強脾胃功能，調和氣血。**而眼袋的形成，大多和脾胃運化能力不夠強大，氣血虛弱息息相關。**所以，按摩足三里，可以有效地解決這一問題。老人們艾灸這個穴位來保健養生，道理也是一樣的。

中醫以氣血為根本，氣血津液既是臟腑

青春美臉按摩法

按摩法1

早上7～9點是胃經循行的時間，起床之後，吃過早點，過一個小時以上，在足三里穴位左右兩側，各用力按壓30次，眼袋的問題無形之中就會消失了。25歲以上的女性常常按摩，能夠將眼袋形成的時間盡可能地推後，也不失為一種留駐青春的方法。

按摩法2

如果你嫌找穴位太麻煩的話，我還可以告訴你一個同樣簡單的辦法。將雙手掌心朝上，互相摩擦，擦熱之後，再從內到外摩擦眼瞼，擦到感覺眼瞼發熱為止。這個方法很簡單，但一定要注意，用的力道要輕柔緩和，否則反而會有皺紋。

功能活動的物質基礎，也是中醫美容的基本要素。不管是按摩足三里，還是湧泉穴，目的都是促進氣血運行，在養生保健的同時，肯定未來也有讓你驚喜不已的美容功效。可惜，為了一個長久以後的效益，從現在開始進行漫長的投資，在如今急功近利的社會環境下，很難有人做得到。那麼，當自己感到面色灰暗、眼瞼腫脹的時候，按摩一下足三里吧，這個穴位就像我們的母親一樣，永遠無怨無悔的等在那裏，為我們提供最安全的保障，哪怕我們給予的只是一點點回應，她也會給予我們無限的關愛！

天樞穴：腸胃問題的治療按鈕

女人保養皮膚，仔細推敲可說是一項系統工程，絕對不是抹點護膚品、化妝品就可以了事的。皮膚只是五臟六腑的外在表現，如果身體內部存在問題的話，把臉上的皮膚用隔離霜抹得白白的，只是掩人耳目而已。

我時常喜歡瀏覽一些醫學論壇，瞭解時下醫療界的動態，以及非醫學界人士對醫學、對自己身體的看法，這樣可以促進自己的思維，讓自己跟上時代，不至於埋頭書齋，忘了這個世界瞬息萬變的趨勢。網上瀏覽，我發現很多人都有便秘的問題，可是如果有人推薦他們去醫院的話，大多是沒有回音的，似乎這個「小疾」不值得去醫院。

淨化腸道，沖走惱人的斑點

這真是讓我哭笑不得，病還有大小之分嗎？更何況，便秘是皮膚的「內在殺手」，對於把美麗看得比性命還重的女性而言，應該比癌症更恐怖才對。女人保養皮膚，仔細分析是一項系統工程，皮膚只是五臟六腑的外在表現，如果身體內部存在問題的話，把臉上的皮膚用隔離霜抹得白白的，只是掩人耳目而已。

便秘是導致膚色難看，臉上長斑、長痘痘的重要原因，唐代著名醫藥家孫思邈的《千金要方》裏面就強調過：「便難之人，其面多晦。」很多商家也利用這一點，拼命地推出各種清腸排毒的藥物、保健品。而實際上呢？引起便秘的原因多種多樣，難道這些保健品是萬用靈丹，不管哪一種便秘都可以治療嗎？

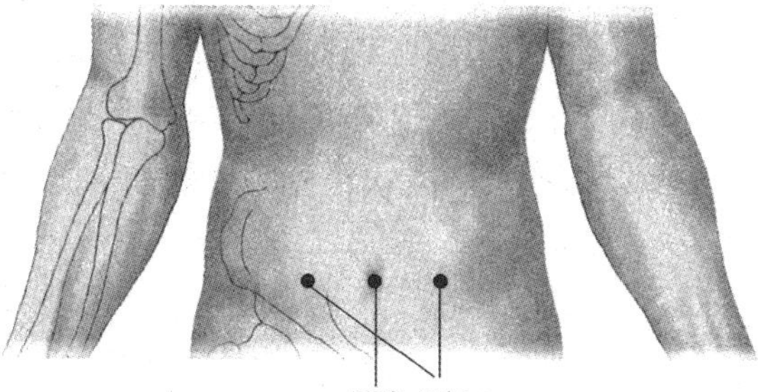

● 肚臍是上下腹部的分界，臍上下與天地相應。天樞就在臍旁2寸，與中焦相通，所以稱為天樞。

便秘、腹瀉都可以找天樞穴

胃經原本就是主治胃腸道疾病的，而天樞穴更是能屈能伸，位於肚臍旁邊2寸的地方，左右對稱。按摩此穴效果能補能瀉，如果是拉肚子的人按摩它，可以止瀉；而排便困難的人按摩它，卻可以通便，具有雙向調節作用。

答案當然是否定的。其實，在**我們人體內部，有最好的清腸排毒的保健藥品，那就是足陽明胃經上的天樞穴**。天樞穴就在肚臍旁邊二寸的地方（2寸大概就是3個手指頭並排的距離），左右對稱，早上醒來之後，排空小便，然後在此穴位上輕輕按壓，一般來說，2、3分鐘後就會有便意。

我將按摩天樞穴的方法在論壇上寫出來，立即有人將注意力轉移到了我這裏，一個個急切得不得了，求賢若渴的樣子，問題一條條地蹦出來，簡直就應接不暇，在這種情況下，誰又敢說中國傳統醫學沒有人相信呢？

過了沒兩天，感謝的回函一條條貼上網來，我的心裏也雀躍不已。一位女孩，因為照著我的方法治好了便秘的同時，臉上的痘痘也漸漸消退了。不僅如此，她一直暗戀的那位男孩也向她送來了玫瑰花。為了感謝我，她特意將這束「愛情之花」送給我這位「大恩人」。看到這裏，我笑了，沒想到，在鍵盤上敲出幾個字，還能成全這樣一樁美事。有時候，對醫者來說可能是舉手之勞的事，卻能夠給予別人很大的幫助。或許，這就是醫生這個行業在別人眼裏覺得崇高的一個重要原因。

搶救嚴重便秘的妙方

在網路論壇上舉手之勞，卻得熱烈迴響，為了感謝壇友們的厚愛，特地奉上一個供便秘症狀更為嚴重的人使用的方法：早上起床之後，排空小便，找一個空氣新鮮的地方，盤腿坐下，雙手握拳放置胸前，先深吸兩口氣，憋住，在吸第三口氣的時候，舌根抵住咽喉。

然後，徐徐吞下口水，同時雙手抱拳從天突穴（兩鎖骨中間的位置）向下推，一直推到小腹的中極穴處（在肚臍下面4寸的地方）。之後，再用雙手的大魚際按摩胃經，從不容穴（在乳房的下側）開始一直按摩到氣沖穴（腹股溝上方），按摩到皮膚發熱發紅。堅持1、2個星期，便會逐漸感受到日日排便的順暢。

記得以前看過一個小故事，說一個窮人，聽說遠方有黃金可挖，於是帶著工具就去了遠方。結果，若干年後，別人在他的家裏挖到黃金。而他，卻在異域窮困潦倒。治病，道理也是這樣的，我們總以為外來的和尚會念經，於是不惜重金購買各種昂貴的藥品。但實際上，最簡便有效的方法往往就在身邊，甚至，就在我們的體內！

按摩膀胱經，一切濕熱毒素放水流

膀胱經是人體最長的一條經絡，也是穴位最多的一條經絡。因此，雖然它多血少氣，但卻不可小視。人體的毒素大部分都要彙聚於膀胱經中，由這一條通路排出去。

膀胱經是人體最長的一條經絡，也是穴位最多的一條經絡。因此，雖然它多血少氣，但卻不可小視。在中醫裏面，膀胱就是主水液運化的，它的功能就是貯尿和排尿。而以膀胱命名的膀胱經，作用也是如此，人體的毒素大部分都要彙聚於膀胱經中，由這一條通路排出去。

直搗人體大毒窟

在這一條長長的經絡當中，大腿後側的這一段膀胱經是最為重要的，很多人本來並不胖，但是大腿這一塊非常地突出，顯得和其他的地方有些格格不入。這樣的狀況，除了膽經堵塞之外，膀胱經不通暢也是一個很重要的因素。而且，這一塊是最容易聚積毒素的地方，如果此處經絡不通暢，毒素聚積太多，時間久了，就會產生腫瘤。所以，我們在敲膽經，按摩胃經的時候，也一定要不忘了，大腿後側的膀胱經也是至關重要的位置。

我們去飯店吃飯，經常會發現，很多人在坐著的時候，喜歡將腳蹺起來，放在凳子上，甚至有人直接將腿放在桌子上。很多人第一眼會覺得，這人真沒禮貌，一點素質都沒有。但實際上呢？這樣的人八成是膀胱經堵塞了，這其實是身體自發地通過一些動作來調節，促進經絡暢通。

膽、胃、膀胱三合一排毒法

為了保持膀胱經的暢通，我們最好能夠對下半身，尤其是大腿這一塊平時不太注意的地方多一些關注。在敲打膽經、胃經的同時，也將膀胱經作為重點關注對象。這條經絡因為在後面，不像膽經那樣，隨手就可敲打。所以，如果可以的話，最好是趴在床上，請家人或按摩師幫忙按摩。就時間上來說，最好的辦法是下午3、4點，膀胱經的氣血正旺的時候，找一個小木錘來敲打按摩。不過，上了年紀的老人，以及女性要注意，將力度放小一些，否則，刺激過度，可能會得不償失。

按摩的時候，從臀部開始，一直循著大腿後側，從上到下，如果是用手按摩的話，一定要用力，因為大腿的肌肉很豐厚，力度過輕難以深入。長期按摩，不僅可以疏通膀胱經，對於因為缺乏運動而引起的坐骨神經痛、腰椎間盤突出等，也有很好的預防效果。按摩的時候，記住中間的幾個重要穴位，比如：**殷門、委中**等，對這些穴位要多多刺激，按摩久了，會發現這些地方很痛，其實，這就是在打通膀胱經了。如果按摩到腳趾頭，膀胱經的盡處——**至陰穴**，發現像針刺一樣疼痛時，就說明這條經絡打通了。每天左右腿各按摩10來分鐘，會發現，自己慢慢變得神清氣爽。

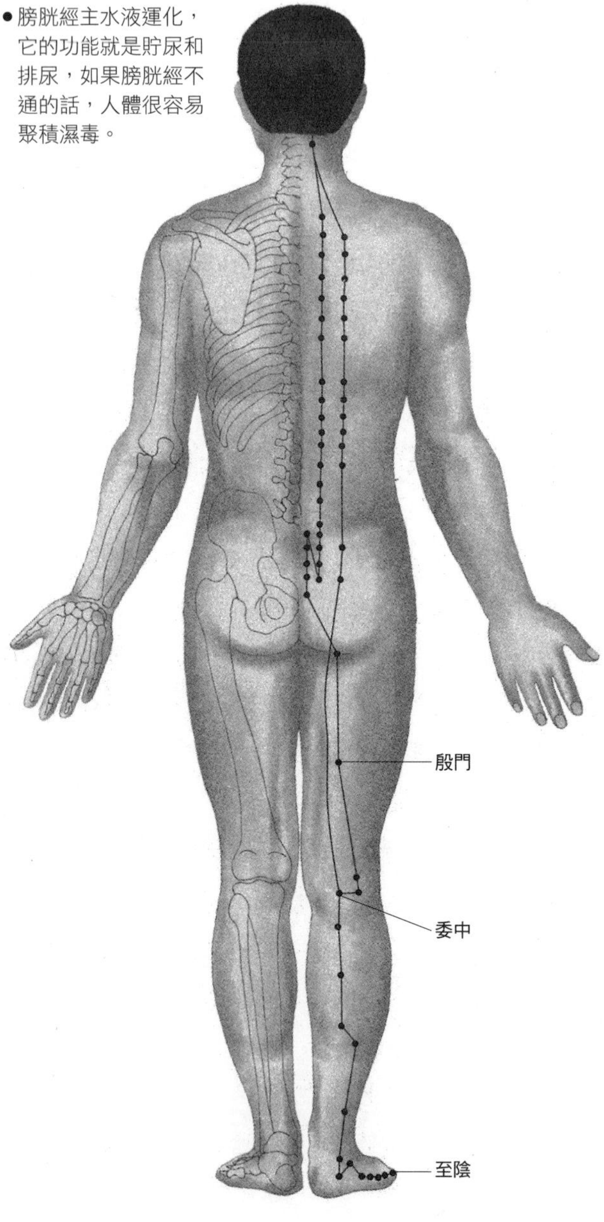

● 膀胱經主水液運化，它的功能就是貯尿和排尿，如果膀胱經不通的話，人體很容易聚積濕毒。

除了按摩之外，膀胱經最好的保養方法就是刮痧了，但是這個可能一般的人不太敢操作，所以最好是去刮痧店，請專業人士幫忙。平時自己勤快一點，多多按摩，效果也不出其右。

在膀胱經上，還有好幾個重要的穴位，就好像是散落在下半身的珍珠，如果我們加以留心的話，會發現，這孔穴之間，方寸之地，也能夠幫助我們解決很多的問題，尤其是對於排泄不太好的人來說，更要多多的注意。

滋筋養骨的「四大護法」

睡覺姿勢不對，會導致風寒侵襲經絡，引起局部脈絡受損，氣血無法通暢運行，筋脈失於濡養，扭動起來當然會疼痛了。就好像樹枝一樣，在水份、營養充沛的時候，要想折斷很不容易。一旦失去營養，乾枯了，折斷起來就容易多了，簡直不費吹灰之力。

一大早，就有患者等在門口，用手托著脖子，動也不敢動。一看就是落枕了。果不其然，他一進來，就哭喪著臉說，昨天晚上喝了酒，回到家裏，躺在沙發上就睡著了。結果，早上起來就成了這樣。

治療落枕的絕世好手

我讓他站著，在左邊放了一個凳子，讓他踩著，然後蹲下，從膀胱經末端的足通谷穴開始，向上按摩，通過束骨、京骨，一直到昆侖穴，手法由輕到重，並在這幾個穴位上重點按摩。

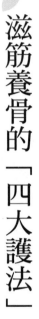

2、3分鐘以後，我讓那位先生左右轉動頭部試試，尤其向左邊轉一轉。他試著轉了轉，很高興地說，痛感減輕了很多。我繼續按了2、3分鐘之後，又讓他前後動一下脖子。5、6分鐘下來，他出了一身臭汗，脖子已經恢復如常了。

他興奮得不得了，像個小孩一樣，一定要讓我教教他，就差沒有跪地拜師了，弄得我哭笑不得。在我再三推辭，他很洩氣，卻不肯走，一定要我告訴他這中間的「門道」。

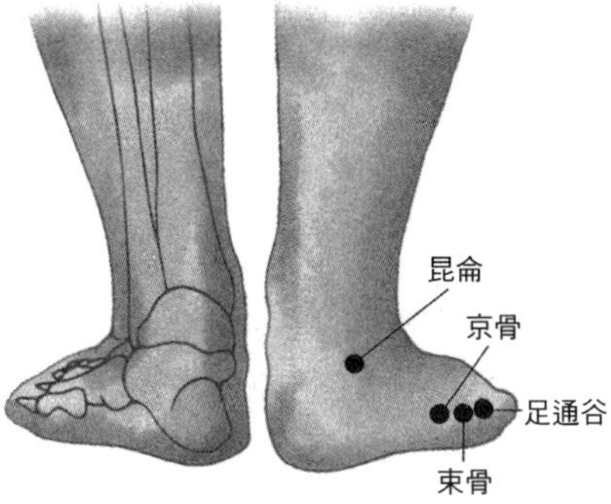

●膀胱經是足太陽的經脈，凡關節處的疼痛，都可用膀胱經上的穴位來治療。

其實，這有何難之有呢？晚上在沙發上睡覺，頭頸沒有保護好不說，姿勢也嚴重有問題，這樣一來，必然會導致風寒侵襲經絡，引起局部脈絡受損，氣血自然無法通暢運行，筋脈失於濡養，扭動起來當然會疼痛了。就好像樹枝一樣，在水份、營養充沛的時候，要想折斷很不容易。一旦失去營養，乾枯了，折斷起來就容易多了，簡直不費吹灰之力。

一般來說，落枕發生的部位大多在足太陽的經筋上，《黃帝內經》中就指出：「足太陽之筋發病可……項筋急，……缺盆中扭痛，不可左右搖。」當太陽經上的經脈出現問題的時候，頭頸部位就可能疼痛，不能活動自如。這時候，按摩太陽經，會發現有明顯的疼痛點。

活血四連發，頸椎關節不病痛

足通谷、束骨、京骨、昆侖等4個穴位，在中醫看來是「項強之亢為主」，所以，刺激這四個穴位，能夠最快地疏通經絡，調和氣血，滋養筋骨。

「這4個穴位很好找，一字兒排開，都在足外側，足通谷穴和束骨穴分別在小腳趾第一關節的前後方，肉比較肥厚的那一塊，京骨穴在第5蹠骨的下方，這3個穴相去不遠，按摩的時候可稍微用點勁，以便找到疼痛點。而昆侖穴在腳踝處，在外踝頂點與腳跟連線的中間點。在膀胱經上按摩的時候，將指甲剪平，順便用力按摩這4個穴位即可。」這位患者雖然年紀已過不惑，學習興致卻絲毫不減，堅決要在我這裏拿一張經絡穴位圖回去研究，我說的東西，他更是眼睛眨也不眨地看著，看來又是一位有心之人啊！

沒過多久，他再次找到我，問我，膀胱經上的這些穴位，比如昆侖、承山等是不是可以治療頸椎病？我看著他，真是感覺士別三日，當刮目相看。《黃帝內經》中說：「膀胱是足太陽之脈，是主筋所生病者。」但凡關節處的疼痛，都可用膀胱經來治。能舉一反三到如此地步者，實屬難得。

聽到這話，他一臉笑意，興奮之情躍然臉上，毫無遮掩。也是，有著如此純真笑容與至情至性之人，雖然沒有中醫基礎，卻有著學習中醫最需要的條件——執著與質樸，擁有了這兩樣，又何愁學不到自己想要的東西呢？

承山穴，揉出緊致圓潤的小腿

不管是治病養生，還是為人處事，都是一通百通，就像多米諾骨牌一樣，一環連一環。人體的每一條經絡，每一個穴位都是骨牌中的一粒棋子，按摩其中一個，其他的也會起連環反應，體質就會在這當中慢慢提升。

很多人都知道，走路走久了，小腿發脹，酸痛、這時候，會很自然地蹺起二郎腿，捏捏小腿肌肉鼓出的地方。那麼，有沒有人想過，為什麼捏這個地方，可以緩解小腿酸痛的症狀呢？

手拍高抬，告別蘿蔔腿

其實，這個就是在按摩膀胱經上的承山穴了。承山穴，就是能承擔如山重量的意思。這個穴位處於小腿後側，提起腳後跟，會發現在小腿中央有一塊鼓起的肌肉，在肌肉下面有一個尖角凹陷的地方，就是承山穴。我們在走路抬腳後跟的時候，會頻繁的用到它，因此，走久了，這裏就會酸痛，發脹，按摩按摩它會感覺好很多。

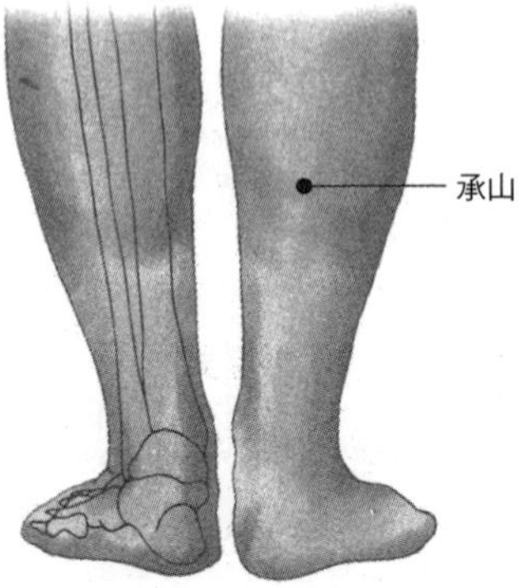

●承山穴主管運化水濕，經常按摩它，可以消除浮腫，緊致肌膚。

其實，它還有另外一個作用，喜歡穿裙子的女性可要注意了。時常按摩這個穴位，還可以讓自己的小腿更加圓潤光滑，線條更修長呢！夏天走在路上的時候，會發現，很多女性腳踝那裏很瘦削，可是到承山穴以上的部位，會發現，上下判若兩人，好像憑空裏生出一堆肉出來，很不好看。

晚上睡覺之前，趴在床上，伸直雙腿，讓自己身邊的人，在承山穴進行按摩，大拇指用力按住承山穴，力度稍微大一些，達到肌膚深層，然後順、逆時針旋轉按摩各60圈，然後，以手掌空心拍打小腿部位，放鬆小腿的肌肉。堅持2個月，小腿肌肉便會變得緊致結實，不會給人小腿浮腫的感覺了。

消除浮腫，利水緊實

要說原理也很簡單，和上面的昆侖4穴一樣，承山穴也是膀胱經上的重要穴位，膀胱經上的經水與脾土的混合物堆積在四周，這個穴是主管運化水濕，固化脾土的，經常按摩它，可以保證膀胱經上的水液順利排泄出去，脾土運行正常。這樣一來，自然就可以消除浮腫，緊致肌膚了。

我將這些知識寫在部落格上，點擊率迅猛增加。印象最深的是一位年輕的女孩，她說：「以前只在媒體上看到說：『只有懶女孩，沒有醜女孩。』現在想想還真是這樣，因為把按摩承山穴當成了一種習慣，慢慢地也順道按摩了整個下半身的膀胱經，也會順手敲敲膽經，這樣一來，不僅小腿肚平滑了很多，連大腿也苗條了不少，最重要的是，現在自己的體質強多了，以前走兩步便渾身酸痛，如今跟朋友逛街半天渾然不覺。身邊的人都說，整個人苗條多了，也漂亮多了。實際上，體重絲毫沒有變化。真正改變的，除了那些細微末節之外，最重要的，是臉上的笑容多了，心理也更自信了。」

是啊，不管是治病養生，還是為人處事，都是一通百通，就像多米諾骨牌一樣，一環連一環，人生的境界就在這點點滴滴地累積中，上升到了一個旁人無法企及的高度。

5

固守腹部，
五臟六腑安枕無憂

如果在腹部下功夫，可說上下通吃，一兼二顧，
對全身都能起很好的作用。
腹部柔軟的結構，複雜的內在，不能用蠻力來處理，
本篇三大腹部健康訣竅，互相搭配、持續不懈，
就能打造出一個百病不侵的防護罩

藏在肚子裏的第二大腦

腹部不是一個空空如也的容器，它不光藏有五臟六腑，更是經絡氣血往來穿梭的密集之地。更重要的是，人的知識、智慧都藏在肚子裏面，是智慧和情感的集中地，是主導人們思想的「第二大腦」。

有一次閑來無事翻雜誌，看到這樣一篇文章，說科學家發現，人的很多感覺和知覺都是從肚子裏傳出來的，肚子裏面有一個非常複雜的神經網路，**人體的神經傳遞物質——血清素，95%產生於腹部**。這套神經系統能儲存很多信息，並且在需要的時候將它們調出來，就好像一個檔案館一樣。因此，科學家稱腹部為人體的第二大腦。

神奇的腹腦反應

看到這裏，我啞然失笑，再一次對自己是一個中國人而感到驕傲，再一次為我們祖先所創造的古老文明而倍感自豪。看看我們的成語，有才學的人被誇作「滿腹經綸」；作惡多端的人，大家罵他「一肚子壞水」；不學無術的人，我們說他如「酒囊飯袋」，看看這些，明明是和大腦緊密相連的，成語裏面卻都將其和肚子聯繫上了。可見，我們的老祖先從來就沒有把腹部當作一個空空如也的容器，而是認為，人的知識智慧都是藏在肚子裏面的。

肚子是如此的重要，不光藏有五臟六腑，更是經絡氣血往來穿梭的密集之地，《黃帝內經》說肚子是「五臟六腑之宮城，陰陽氣血之發源。」而實際上，光這些還不止，腹部還是智慧和情感的集中地，是主導人們思想的「第二大腦」。

說到腹部是第二大腦，可能很多人會疑惑：如果這樣的話，那還要大腦做什麼呢？這個就要講得深一點，和物種起源扯上關係了。我們知道，最初的生物只有腹腦而沒有大腦，在物種進化的過程中，腹腦的功能逐漸不夠用了，於是大腦也就應運而生。就好像我們只有一個人的時候，隨便一個小閣樓就可以住下了，可是等結了婚，生了小孩，小閣樓就開始顯得擁擠，寬敞的大房子便會進入生活規劃當中一樣，腹腦不夠用了，大腦便會生發出來，指導人體器官的日常運作。

鍛鍊腹部，雙腦統馭更健康

大腦的功能很強大，以至於我們都忘了，在人體還有這樣一個躲在深處的「腹腦」。不過，腹腦也沒有因為被忽視而消失，它雖然甘於寂寞，但也會適時地提醒一下人們，別忘了它的存在。比如，胃腸患者總是覺得昏昏厄厄，噩夢頻頻，很難睡好覺，這就是腹腦通過經絡在告訴大腦，自己的「身體」不舒服了。更明顯的一個例子是，你若干年前吃過某一樣很很好吃的東西，過了很多年之後，你依然念念不忘。看到了那個東西，你會有一種強烈地想去品嘗的衝動，這個其實就是腹腦的記憶功能發揮了作用。

說到這裏，不知道大家有沒有這樣一種想法，如果把腹腦的功能給開發出來，我們豈不是像現在的電腦一樣，具有「雙核」了嗎？別說，還真有科學家在研究，嘗試通過古老的鍛鍊方法來開發腹腦。

說到這裏，我又要暗自偷笑了，他們琢磨來研究去，找到的方法居然是太極拳。也是，還有什麼方法能夠像太極拳這樣老少皆宜，動作簡單，卻能深入臟腑，刺激最隱蔽的腹部呢？太極拳的第一步要求「氣沉丹田」，就直指腹部，使真氣灌注腹部，帶動腹內的臟腑運轉，這些臟腑將資訊傳出，通過神經網路與大腦交流。而後的每一步、每一招、每一勢、每一個動作，無不以腰腹部為中心。想來，要想開發「腹腦」，太極拳實在是最現成且最有效的選擇了。

我們以前說一個人很聰明，總能急中生智，就說他「眉頭一皺，計上心來」，意思就是說他眉頭皺一皺就可以想出一個計策。如果我們把腹腦開發出來，有一天，說一個人很有智慧的時候，就可能是看他的腹部，變成「肚皮一鼓，計上心來」了！

疾病自己看，學做自己的腹診醫生

腹診，就是以腹部有無異常症狀來判斷身體是否正常。如果按摩的時候，腹壁不軟不硬，皮膚柔軟有彈性，是健康的狀態。如果發現結節、硬塊，就要揉散揉開，因為這很可能是疾病的潛伏期。

我們都知道，中醫斷病有「望聞問切」四診法。可實際上，一個真正高明的醫生，在給病人診病時，用到的方法遠遠不止這些。

腹部也會讀心術

幾年前，我去日本做學術交流，住在一位中醫朋友家裏。他很神秘地對我說：「我最近認識一位朋友，他腹診的水準出神入化，你想見識一下嗎？」我看著他，這位朋友個性嚴謹，不會輕易說謊的。腹診的方法我在中醫書裏倒也看過，但沒有人傳授過，也不會用，身邊的人也鮮少有會用腹診的，一直引以為憾，難道今天真的能夠得見真神？

隔了沒幾天，我就跟著他一起來到那位朋友家裏，想一窺究竟。說來也巧，還沒坐一會兒，就來了患者。一位女士，50歲上下的樣子。朋友讓她躺在診室的床上，用3個手指頭在她的胸腹部按摩了一圈，按摩到肚臍左側的時候，那位女士直呼疼痛。按摩到胸口的時候，朋友在那裏用手指頭摸索了半天，然後沉吟不語。

診完之後，朋友對那位女士說，你的病在心裏，心結不解開的話，只怕藥物也難以起作用啊。話剛說完，那位女士便淚如雨下。原來，她的孩子2年前意外去世，中年喪子，心裏悲淒不已，又無人訴說，近來越發覺得心裏悶得慌。朋友並不多話，只是順著她的意思，時時引導她，讓她盡情哭泣。

過了良久，她才平靜下來。朋友給她針了上脘穴之後，女士便臉帶笑容，自稱渾身舒暢了很多，非常感謝的回去了。

事後，朋友對我們講，腹部地方雖然不大，但與人體的五臟六腑互相對應。這位女士肚臍疼痛，是因為肝經堵塞，因為肚臍的左側正好對應肝臟。而她的心口下有一個小米粒寬的硬條，大約有4個指頭長。從心口到肚臍，尤其接近心口處，如果有結節的地方，多是心理的問題。通過針刺上脘穴，疏通了經絡，肝氣得以舒發，心情自然也就好轉了。

肚臍方寸滿佈健康訊息

經他這麼一說，我倒明白了幾分。其實腹部和足部反射區一樣，都和人體的內臟器官相對應，也是通過這些反射區來診病治病的。朋友點點頭說，「是呀，人體五臟六腑在腹部都有相應的投射點，以肚臍為中心上下左右分佈。

按摩的時候，如果感覺到某一處有氣滯、硬塊或者疼痛之類的，多是某個相應的器官出現了問題，比如：**胃病患者大多劍突下胃脘部硬滿、疼痛**；而如果你觀察一個人，發現他臍上，腹白線變粗變寬，有結塊的話，這人很可能就有脾胃疾病，如慢性腹瀉、腹脹等等。」

我將這些文字記錄在案，準備回國也親身試試。突然想起我們常用的摩腹、推腹法，便順口說起，朋友笑道：「對，腹診就是反其道而行之，以有無異常症狀來判斷是否正常。如果按摩的時候，腹壁不軟不硬，皮膚柔軟有彈性，是健康的狀態。發現結節、硬塊，都要揉散揉開，因為這很可能是疾病的潛伏期。」

回程的路上，想到中醫，想到腹診原本都是祖先留給我們的珍貴寶物，可我們自己棄之不用，反而被鄰邦拿了去，並且發揚光大。如今，反過來，我們倒要向人家學習，實在是心裏有愧。其實，中醫的東西都來自民間，和足療一樣，腹診零星散落在各處，只要我們稍微用點心，即使是不懂中醫的人，也可以通過腹診來為自己的健康把把脈。

身體氣血不足，啤酒肚就會冒出來

「先天之強者不可恃，恃則並失其強矣；後天之弱者當知慎，慎則人能勝天矣。」雖然說得病了才來關注健康，有點亡羊補牢的味道。但臨時抱佛腳也未為不可，尤其是針對治病健身來說，哪怕只是偶爾的心血來潮，也比你永遠不當回事來得好。

有一次跟一幫朋友聚會，我跟他們提出一個問題：對一個30多歲的男人來說，成功的標準是什麼？眾人興致頗高，這個說事業有成，那個說家庭和睦，還有的說手握重權……答案莫衷一是，最後他們急了，要我趕緊說出答案。我含笑看著他們的肚子，說：「平坦的腹部。」

胖不一定是吃出來的

眾人齊呼「切！」，但還是忍不住互相看了看彼此的肚子，發現在場的除了我之外，幾乎無一例外地腆著大肚皮，大家頓時哈哈大笑。

咋看之下這有點無厘頭，其實道理卻深藏其中，一個人，如果到了30好幾，還能擁有平坦的腹部，最起碼說明他有很強的健康意識，有一定的自制能力，而且還能將這種意識貫徹到平時生活中，定期運動。否則，到了這個年齡，很難保證肚皮不鼓起來。

可惜，這樣有自律意識的人太少了。我身邊的朋友，十個倒有九個肚皮鼓鼓。他們也經常向我請教減肥的方法，主要原因還是顧忌自己的形象。我的一位處長同學，每次一碰面，就問我有什麼好的辦法可以減肥。結果，我這邊話題還沒展開呢，他那邊已經忙著和別人喝酒逗樂了。後來有一次，他很隆重地請我吃飯，向我討教減肥之道，因為有太多次的前車之鑒，我一點也提不起勁傳授，他逼急了才說真話，原來醫生告誡他，因為肥胖過度，他的血糖已經有些超標了，如果再不控制的話，糖尿病可是會蓄勢待發的。

唉！這幫人，真的是不見棺材不掉淚，見了棺材才悔恨。以前，我提醒過多少次，肥胖會引發一系列的疾病，可是他們充耳不聞，非得生病了，上醫院，醫生拿出切實的化驗數據才肯面對現實。

肥胖不止是糖尿病一族的後備軍，更不止是影響形象，它所造成的危害太多了。**女人肥胖容易引發宮頸癌、卵巢癌等可怕的疾病；而男人肥胖，冠心病、膽結石、腎結石的發病率要比常人高出4、5倍。**想想一個人辛苦一生，到了老年，無法享受美麗的黃昏，而被這一堆的疾病所困擾，這是一件多麼淒涼的事情？所以說防患於未然，從現在開始關注健康才最重要。

要說如何消除啤酒肚，先要講講啤酒肚的起因。很多人認為這是喝啤酒引起的，所以稱之為「啤酒肚」。實際上，這可真是太冤枉了啤酒。**在中醫看來，引起肥胖的原因只有一個：體內氣血不足，難以將多餘的垃圾排出體外。**以前很少有小孩得慢性疾病，而現在這也呈現出增長的趨勢，一個重要的原因就是：現在的孩子盡吃一些垃圾食品，後天失於調養，腎氣得不到補充，脾胃的運化能力也大大減弱。既失去了先天的優勢，後天的調養又沒有跟上來，導致疾病叢生。

朋友說他因為啤酒肚，也專門運動過腹部，可惜效果不佳。我看著他隆起的肚皮，簡直和七個月的孕婦有得一比。這樣的狀況，光靠運動腹部也無法解決。人體是一個整體，腹部肥胖，多是腸胃堆積了太多的垃圾，而這些垃圾排不出去，和脾胃虛弱有著緊密的聯繫。因此，要想減掉啤酒肚，最重要的是給身體補充能量，讓後天之本的脾胃強壯起來。我給朋友制訂了一個嚴格的「瘦身計畫」。吃就不用說了，已經有大量的書籍提到這個問題了，這裏要說的一點是，吃的過程中一定要細嚼慢嚥，一直嚼到感覺食物在嘴裏已經化成了液體再吞咽下去，這樣食物中的營養，才能最有效的被小腸吸收，化作人體所需要的精氣血。

睡眠、運動，天天存入健康帳戶

現代醫學研究發現，睡覺不足很容易引起啤酒肚。其實這些不過是以現代的科學方式論證了老祖先們的觀點而已。睡覺是補充身體能量的最佳方式，累了一天，美美的睡上一覺，第二天起來，便會感覺精神百倍。可是，現在能夠按照時間，並能夠深度睡眠的人真的是少之又少。朋友身為公司主管，要想每天都按時上床睡覺完全是天方夜譚，所以我告訴他，不管什麼時候，只要有空閒便睡一會兒，哪怕是在車上。隨時隨地的放下心來睡覺，也可以算是一種零存整取，補充氣血的方式。

吃、睡的問題解決了，再來說運動。運動之所以能夠對身體產生益處，最主要的還是它能夠刺激經絡，促進人體的氣血運行。所以，選擇哪種運動並不重要，重要的是你能否持之以恆地堅持下去。當然，對於從未運動過，年齡又不小的人來說，太過激烈的運動還是放棄的好，一來堅持不下去；二來刺激過度，身體會受不了。所以，我給朋友推薦了游泳，每週最少堅持２次。

朋友求成心切，在這些基礎之上，又添加了睡前摩腹，每天晚上睡前躺在床上，不像以前一樣胡思亂想，而是認真地數著數摩腹，按摩１００下。據他說，這樣做之後不僅身體輕鬆了許多，晚上睡眠品質也明顯比以前高了。好像腹部的脂肪去掉之後，整個人的心胸都寬廣了許多一樣。這可真算得上無心插柳柳成蔭了。身體和心理原本互相牽制，互為因果，當身體健康，經絡暢通無阻的時候，人的精力也會更加充沛。很多人說，朋友消除啤酒肚之後，看起來精神了許多，其實這不僅僅是「看起來」，而是真的精神了很多。

腹部肌肉結實，胸部自然更挺拔

胸腹部原本就是緊密相聯，難分彼此。腹部的肌肉結實了，自然會襯托起胸部。最重要的是，胸部下垂，實際上是內臟開始下垂的標誌，鍛鍊腹肌，可以防止內臟下垂。內臟不老化，外形自然可長保年輕。

「做女人，挺好！」。這也不知道是哪個商品的廣告詞，不經意間就讓人記住了。我總是很欣賞那些精彩的詞語，因為它總能讓人在不經意中咧開嘴角。不得不承認，胸部挺立，身材苗條的女人更有自信，也更容易獲得異性的青睞。或許這就是現在很多女性不惜一切豐胸瘦身的原因吧！其實，要我說，創業難，守業更難。擁有飽滿堅挺的胸部固然不容易，但是要想讓胸部不下垂，這就更困難了。

內臟下垂，青春遠走

老婆身邊經常會有一些女性朋友，只要聚在一起，就會談論這些話題。生了孩子之後，臉上長斑了、肌肉鬆弛了，最讓她們受不了的是胸部下垂，用她們的話來說：「臉上的皮膚還可以用化妝品來遮擋，可這胸部下垂真的是不知道該怎麼辦了？」

看著她們哀怨歎息的神情，真的是心有淒淒然。女人一過35歲，各方面都呈下降趨勢，《黃帝內經》說女人「五七，陽明脈衰，面始焦，發始墮。」這是自然規律使然，誰也違反不得，即使我等學了中醫，稍懂歧黃之術，但能治些小疾，延緩一下衰老，又豈有本事逆天而行，讓人青春永駐呢？

胸部豐挺，瑜珈有術

有句話說：「辦法總比問題多。只要你有心，任何事情都會找到解決的辦法。」在一次學術交流會上，看到一位女性，大概45歲左右，身材保持得很好，不僅毫無贅肉，而且胸部傲然挺立。在這樣一個年紀，實屬難能可貴。雖然有點難為情，但本著造福於人的想法，我還是委婉地向她打聽保養的秘方。

聽懂我的來意之後，她笑了老半天。然後才說，其實她一直在堅持練習瑜珈，裏面有一段專門練習腹部肌肉的動作，自從練習了那幾個動作之後，自己感覺胸線明顯提高，原先有些下垂跡象的乳房也慢慢恢復了堅挺。她告訴我具體的運動方法，其實也很簡單，準備一塊瑜珈墊，然後就可以開始了。

1．坐在地上，身體放鬆，腳掌平放於地面，膝蓋彎曲，雙手抱住腿部，上身挺立。然後吸氣，將腹部吸向脊柱，知道怎麼做嗎？就像穿一條很緊的褲子一樣，拼命吸

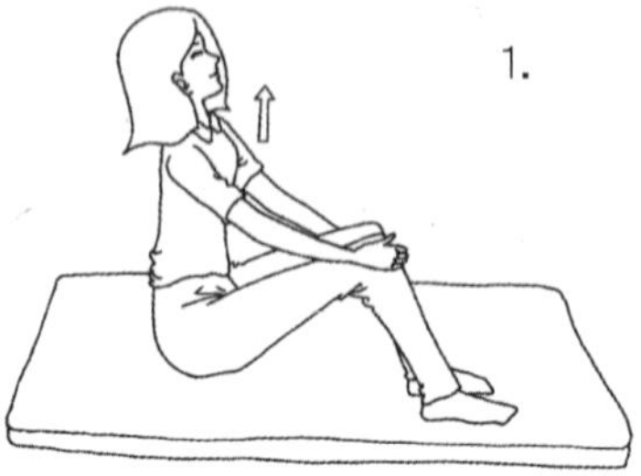

1.

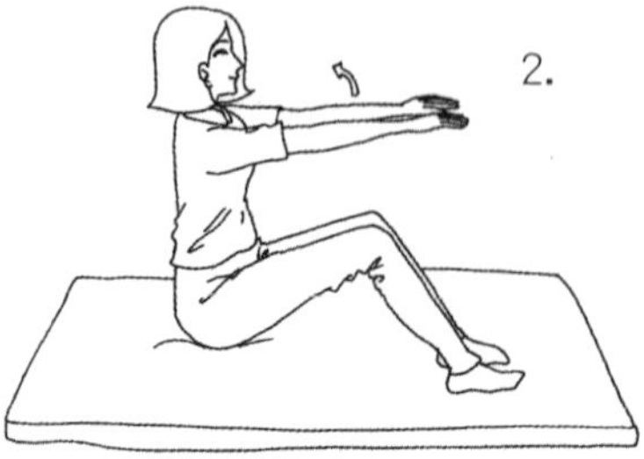

2.

氣，然後放鬆。（這個動作平時站立時也可以做。）

2．雙手從腿部鬆開，向上向前平舉，雙腳輕放地面（不用力抓地），上身慢慢後仰。保持這個姿勢20秒左右。重複3次，強化腹部肌肉。

3．雙腿抬離地面，小腿與地面平行，膝蓋屈曲成90度，雙臂自然前伸，上身向後仰，只有臀部著地，保持姿勢20秒。然後慢慢將膝蓋向胸部靠近，同時注意呼吸。重複10次。

4．雙腿伸直，向上抬起，雙臂前伸，上身向後仰，整個人像一條小船，繼續保持20秒左右放鬆，然後重複10次。

「這套動作由易到難，循序漸進，一開始達不到標準，或者難以堅持這麼長時間都不要緊，達到自己的耐受度就夠了，最重要的是長期堅持。」講解完動作要領之後，她還著重給我強調了這一點。其實，不管是哪種運動，還不都要強調「堅持」二字？

我將這套動作講給老婆以及她的朋友聽，一個個不相信的表情：這套動作就算鍛鍊，那也是鍛鍊的腹部，和胸部沒有半點關係。

我讓她們當場站直，吸氣收腹，讓旁人看看，胸部是不是挺拔了許多？旁邊的人都直點頭。其實，道理就這麼簡單，胸腹部原本就是緊密相聯，難分彼此。腹部的肌肉結實了，自然會襯托起胸部。最重要的是，胸

3.

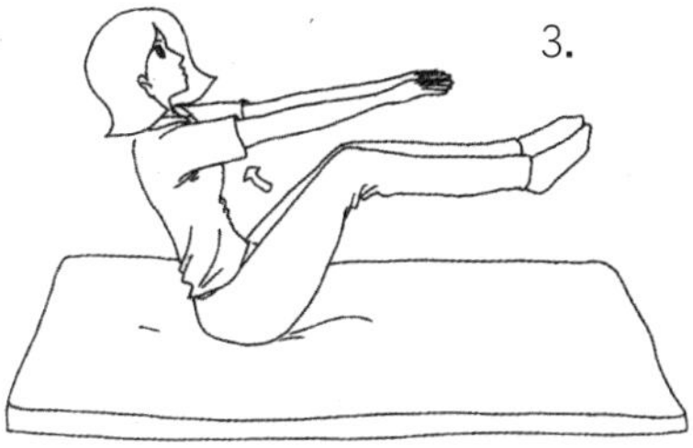

4.

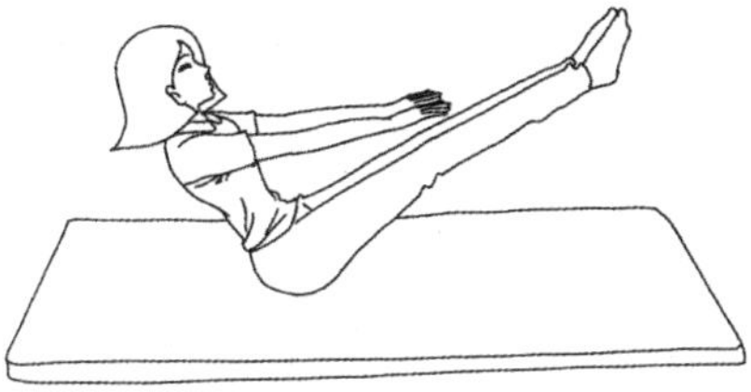

部下垂，實際上是內臟開始下垂的標誌，鍛鍊腹肌，可以防止內臟下垂，內臟都能屹立不倒，胸部又怎麼可能下垂呢？而且，腹部一收縮，從視覺上來說，胸部也會顯得更加飽滿。

過了大概3個多月，好消息接二連三地傳來了。看著她們一個人激動而興奮不已的神情，我似乎也可以感受到一點點她們對於年華老去的恐懼，以及對年輕的渴望了。否則，要把一套如此單調的動作，堅持這麼長時間下來，真的不是一件容易的事情。雖說要想青春不老是場夢，只要你選對方法，長期堅持，將衰老盡可能地延緩，這還是能做到的，重要的是看你是否用心，是否能夠堅持。

小兒腹瀉，讓肚臍「服中藥」

神闕穴是經絡的總樞紐，五臟六腑、四肢百骸都和它緊密相聯，12經脈都在此彙聚，在神闕穴上敷上中藥，可以說一舉兩得，既能刺激腹部的穴位，也能讓藥物的作用迅速吸收。對於不願意喝苦苦的中藥的孩子來說，肚臍敷中藥可說是最簡單有效的方法。

孩子由於脾胃虛弱，又天性愛吃零食，管不住自己的嘴巴，很容易就會出現各種腸胃問題，我診治過腹瀉的小孩非常多。每次開中藥，媽媽們都一臉為難，要讓孩子們乖乖吃下去，那真是「服藥之難，難於上青天。」

孩子乖乖吃藥的另一張小嘴

直到我當了爸爸之後，才親身體會到這一痛苦。記得有一次，孩子的奶奶過來，帶他出去玩，大概是吃多了霜淇淋，回來之後就拉肚子。看著孩子不停地跑廁所，哭鬧的樣子。奶奶心疼得不得了，不斷自責。煎好了藥，硬是沒有辦法倒進孩子的嘴裏，那情景，就像電視劇裏面逼著某人喝毒藥一樣，甚至有過之而無不及。

思前想後，我想起了老師傳授的中藥敷臍。配1克肉桂粉、1克車前子粉以及1克吳茱萸粉，然後用黃酒將它們調成糊，敷在孩子的肚臍上，用醫療膠布粘上，過了4、5個小時，揭開來，孩子的腹瀉就好多了。連著用了3天，再也沒有復發了。

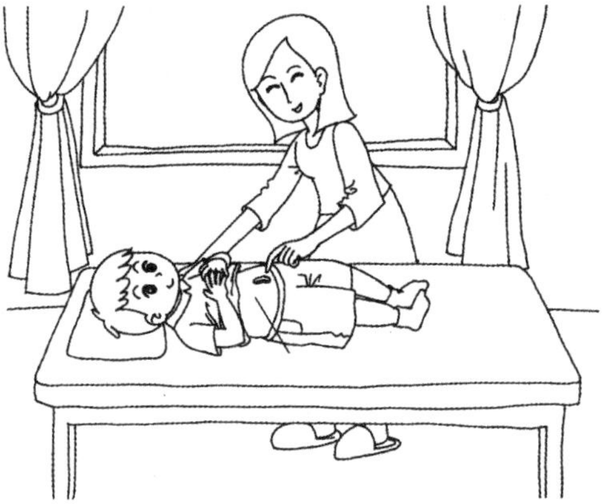

●將藥物貼在肚子上，避免了藥物的苦味，易於為孩子接受，實在是最好的外治之法。

後來，再遇到小孩問題，比如厭食、便秘等問題，我都儘量將中藥貼在肚子上，不勉強他們從嘴裏喝下去。很多媽媽一開始不太相信中藥外敷的效果。其實，道理挺簡單的，這就是中醫常說的外治法，清代外治法名醫吳師機在他著作的《理瀹駢文》中就說：「外治之理，即內治之理，外治之藥，亦即內治之藥，所異者法耳。」就像女性痛經的時候，用個熱水袋放在肚子上面，通過溫經通絡，活血化淤來緩解疼痛的作用一樣，敷臍療法也是將藥物敷在患者的肚臍上，通過藥物的滲透作用，達到治療疾病的目的。

全身經絡總樞紐——神闕穴

肚臍中央是任脈的「神闕穴」，任脈是統領全身陰經氣脈的，而且它和督脈互為表裏，奇經八脈的沖脈也循行於此，刺激任脈，本身就能夠培元固本、滋補腎精。而神闕穴更是這些經絡的總樞紐，五臟六腑、四肢百骸都和它緊密相聯，十二經脈都在此彙聚，在神闕穴上敷上中藥，既能夠刺激到這些穴位，藥物的作用也能夠迅速吸收。對於不願意喝中藥的孩子來說，肚臍敷中藥可說是最簡單有效的方法。

小孩腹瀉的原因有很多，現在最常見的除了吃壞肚子之外，還有一個重要的原因就是受涼了，孩子晚上睡覺踢掉被子，又吹著電扇和冷氣，致使腹部著涼發生腹瀉，這樣的情況可以切一片生薑片，敷在肚子上，然後用醫療膠布固定，貼2天之後取下，再貼一片。一般來說，貼2次就可以治癒了。

不過，最根本的還是要從生活中注意，不要讓孩子隨便吃東西，睡覺的時候可以給孩子圍上肚兜，以防腹部著涼。發生腹瀉之後，也要讓孩子多喝一些溫水，吃點流質食物，以防脫水。如果拉肚子很厲害的話，還是及早送醫院，因為除了上述的原因之外，也有可能是其他疾病引起的腹瀉。

摩腹清肝火，治療慢性疾病的捷徑

休息的時候將雙手搓熱交疊，溫柔地按摩腹部，透過手掌，將自己對腹部的關愛和溫度一起傳遞過去，腹內的器官在這溫潤的撫摸之下，自然會「五臟堅固，血脈調和，肌肉解利，皮膚緻密。」

記得我很小的時候，經常在院子裏看到爺爺躺在太師椅上，閉著眼睛，雙手在肚皮上循環往復，神情悠然自得。有一次，禁不住好奇問：「爺爺，你肚子裏是不是有小寶寶啊？」逗得一院子的人哈哈大笑。

按摩腹部，重大器官一起SPA

稍長一點，爺爺才告訴我，這叫做摩腹養生。並且給我講了一個故事，說清朝的時候有一個醫生名叫方開，他的絕學就是摩腹，而且通過這種方法救了很多人的命。有一個名叫顏偉的男孩，聽說方開的大名之後，特地從吉林跑到安徽找方開治病。結果方開什麼藥都沒開，就告訴他摩腹，過了沒幾個月，那個男孩就病癒回家了。

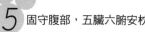

那時候，我不喜歡中醫，爺爺就總是講這些故事給我聽，摩腹養生也因為這個故事而長久地駐留在我心中了。學習中醫之後，才發現，摩腹養生其實是一種治療慢性病的良方，因為腹部集中了人體重要的幾大器官，如肝、膽、脾、胃、腎等，還有足部三陰經以及任脈都從此穿行而過。因此，摩腹不僅可以強身健體，還可以治療很多慢性病，比如便秘、消化不良、腰酸背痛，月經不調、前列腺增生以及糖尿病等各種老年性疾病，方法操作簡單，又不費力氣，是中老年人保健的最佳方法。

前不久，我收到一位多年不見的朋友寄來登香山的照片，照片中有一位長者，相貌清癯，我依稀記得他十多年前被診患有糖尿病的。納悶之餘，我將此疑惑告訴了朋友，他告訴我說老人家血糖控制得很好，而且通過按摩腹部，2年前就沒怎麼吃降糖藥了。完了還說，老人家對我推崇倍至，一路上說把我誇成了神仙。聽得我汗顏不已，當初我只是隨口一說，根本沒想過會有人能堅持做下來，要說治好他的病的還是他自己，所謂「動靜合宜，氣血和暢，百病不生，乃得盡其天年。」

腹部是人體的大病灶

中國古代因為深諳摩腹之道而長壽者多不勝數，幾乎歷朝歷代都有，如唐朝的名醫孫思邈，他活了101歲，「食後行百步，常以手摩腹」是他推崇倍至的養生之道；而宋代的大詩人陸遊也留下了「摩挲便腹一欣然」的詩句；明代著名的戲劇家高濂也經常

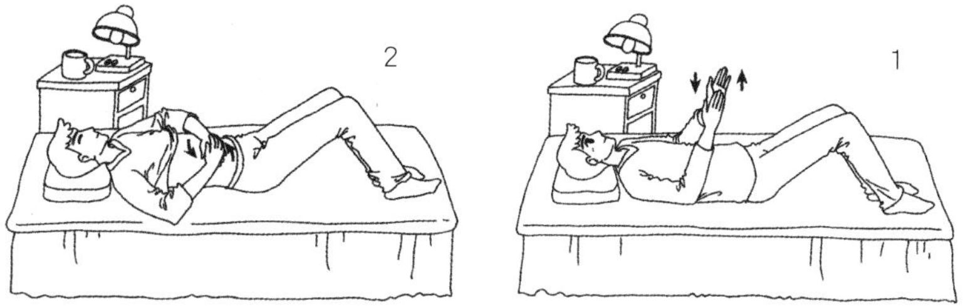

●腹部集中了人體重要的幾大器官，如肝、膽、脾、胃、腎等，還有足部三陰經以及任脈都從此穿行而過，按摩腹部可以治療很多的慢性疾病。

摩腹法最佳時機與手法

摩腹法很簡單，每天睡前醒後，排空大小便，仰臥床上，雙膝屈曲，全身放鬆，然後搓熱雙手（大概互搓30下），雙手相疊，將掌心放在腹部上，圍繞肚臍，先順時針按摩60下，再逆時針按摩60下，總共120下。120在中國古代是天年的數字，也就是說人活到這個數歲才會出現生理性死亡。每天按摩腹部120下，自然能夠健健康康地活到天年。

「食後徐徐行百步，兩手摩脅及腹肚」；清代的方開更是以一部《摩腹運氣圖考》名揚海內外，一種簡單的養生方法延續了幾千年，誰能否定它的功效呢？

腹部是「五臟六腑之宮城，陰陽氣血之發源。」很多疾病，如痛經、胃炎、肛腸疾病等等相關的病症都會在腹部有所表現，平日裏躺在床上、沙發上，或者看電視時將雙手搓熱交疊，溫柔地按摩腹部，透過手掌，將自己對腹部的關愛和溫度一起傳遞過去，腹內的器官在這溫潤的撫摸之下，自然會「五臟堅固，血脈調和，肌肉解利，皮膚緻密。」

當然，若是能夠找一個安靜的場所，將意念集中到下丹田（臍下1.5寸）的氣海穴處，更能促進陰陽平衡，外除諸邪（如寒、濕、饑、飽等），內安五臟，給五臟六腑營造一個美麗溫暖的腹宮。如此一來，這些主管著身體健康的臟器自然會安分守己，各司其職了。

對中老年人來說，再也沒有比摩腹更簡單的養生方法了，但是已經檢測出來，腹部有某種病症，如惡性腫瘤等，就不能再通過摩腹來防病養生了。摩腹只能防患於未然，對於已病患者，一定要及時去醫院檢查。另外，飯前飯後，過餓或過飽時，也不便摩腹，摩腹的時候一定要通體舒泰，不能有太多的心理干擾。

時常給腸胃洗澡，洗亮健康大道

腸道是排泄的器官，我們吃進去的食物經由脾胃消化之後，其中的糟粕就經由腸道排出體外，以保證體內環境的乾淨。清理了腸道中的廢物、濁氣，不僅身體會輕盈靚麗，心理也會隨之輕鬆無負擔。

「快給你的腸子洗洗澡吧」，不管是在電視還是公車上，我們都會看到這樣的廣告詞。對這些吹噓得神乎其神的廣告，有的人奉若涅盤，有的人則視之如垃圾。其實，凡事要辯證看待，對廣告也一樣，廣告宣揚的商品固然不可信，但清腸排毒的理念卻不能等閒視之。

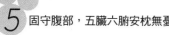

淨化體內的資源回收場

人稱「葛仙翁」的晉代著名醫藥學家、道學家在他的《肘後備急方》中就說「若要衍生，腸胃要清」，那時候的養生學家就已經學會不定期地通過食用植物種子，或者飲用山林甘泉等方式來清理腸胃，古人將這種方式稱為「辟穀」，其實就是我們今天所說的清腸。

很多老人說：「人是鐵，飯是鋼，一頓不吃餓得慌。」不管怎麼樣，從健康來說，吃是最重要的。清腸養生，這不是無稽之談嘛！那麼，清腸養生合理嗎？清腸又該如何進行呢，今天我們就來，將清腸的原理和目的弄個清楚明白，讓腸胃跟自己的臉一樣，乾淨清爽。

我們知道，腸道是排泄的器官，我們吃進去的食物經由脾胃消化之後，其中的糟粕就經由腸道排出體外，以保證體內環境的乾淨。現代人吃的東西繁雜不堪，什麼燒烤、速食、調理食品等，其中真正能夠被身體吸收的營養成份屈指可數，絕大多數都是無用的廢物，不僅增加了脾胃負擔，對腸道也造成了巨大的壓力。我們的大小腸在體內是九曲十八彎，這些東西還缺乏水份，又如何順暢地排出體外呢？

吃進去的東西排不出去，積存在體內，天長日久就會發酵，變黴，滋生毒素，幻化成各種形態，從人體其他的排泄器官出來，從皮膚出來就是人們避之不及的痘痘、斑點，所以臉上出現各種問題時，我們不能從臉上著手，去擠，去摳，那樣只會刺激腸道，讓更多的毒素從這裏出來。

這些毒素堵塞在腸道，脾胃吸納運化的糟粕之物無法排遣，脾胃會自行減緩運化的速度，也就是新陳代謝的降低，食物進入了胃部，卻無法消化掉，就會導致胃脹、胃不適，從而引發一系列的病變，所以中醫說「毒是萬病之源」。

那麼，我們通過什麼樣的方式來清腸排毒呢？其實一般正常人，尤其是年輕人，如果飲食習慣很好，不暴飲暴食，不過度追求肉食，以及煎、炸等脫水方式製作出來的食物，是沒必要特別來排毒的，因為我們人體有自身的循環排毒系統。

高纖蔬果當清腸餐

能夠常年謹慎飲食的人實在是太少了，所以現在準備好幾樣東西，每逢休息日，或者閒暇的時光，在家裏給自己的腸胃做幾道獨特的食品，讓它們也忙裏偷閒，享受一下來自主人的呵護吧。

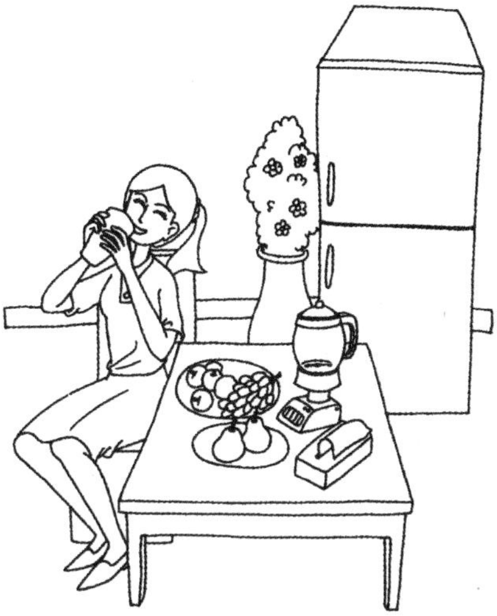

●隔一段時間喝上一兩天的純果蔬汁，可以很好地清潔腸胃，減輕腸胃負擔，讓自己由內到外清爽可人。

首先就是榨汁機和攪拌機，這兩樣可說是科技社會提供給人們少有的好東西。週六的早晨，去菜市場買回大批的水果蔬菜，比如蘋果、梨、葡萄、青菜、胡蘿蔔等，當然要選當季的，就是那種一眼望過去，滿菜場都是，並且廉價得讓人不屑一顧的東西。回來之後洗淨去皮，榨成汁就可以，口味隨個人愛好，一天不定時地喝上8杯，速度要慢慢地，最好是閉上眼睛，像品茶一樣，感受果汁在體內滋潤的過程。在假日的時候，連續喝上2天，讓腸道也過過週末。

當然，最愜意的方式是用一個大的密封盒，裝上果汁帶著去郊外。在大自然中，喝著清涼的蔬果汁，吹著清新的風，呼吸著新鮮的空氣，不僅排除了腸道的毒素，頭腦因為工作、生活等壓力造成的毒素也會隨之排除，這樣一來，整個人從內到外都會變得清爽美麗。

一位女性朋友聽我說了之後，每天晚上下班回家，都會榨上一杯果蔬汁代替晚飯，一個月下來不僅面色好看了，體重也減輕了5、6斤。

「以前，因為流行買了這個東西，買回家之後就放著，難得一用，現在才發現，這真是好東西啊。喝完的果汁，隨手塗抹在臉、手上還有潤膚作用，實在是太好用了。」

這位朋友脾氣急躁暴烈，很少見她有這麼清閒開心的時候，看來清理了腸道中的廢物、濁氣，不僅身體會輕盈靚麗，心理也會隨之輕鬆無負擔。

清腸其實沒有固定的方式，一般成年人，每個月選擇2、3天合適的時間，喝些果汁；又或者像我那位朋友一樣，每天晚上少吃一些，以果汁代替晚飯，都是行之有效的方法。

深呼吸，體內也需要新鮮空氣的滋潤

一個人一分鐘大概要呼吸16次左右，這相當於一小時960次，一天23040次。如果是深呼吸的話，那麼體內所產生的廢氣隨時都可以通過呼吸排出體外，養生原本就應該是這樣毫不費力的。

有一次，我有幸被邀請參加一個老幹部社團舉辦的養生講座，與會者都是60歲以上的老者，甚至很多都是頭髮雪白的耄耋老人。但是會場上絲毫沒有深沉的暮氣之感，反而有一種枯木逢春的欣欣向榮。此情此景，實在讓人心生幾分感動。

現代人必學腹式呼吸

老人們在會場上暢所欲言，積極地與眾人分享自己的養生之道。記得最清楚的是一位花甲老人，他說自己年輕時候百病纏身，胃痛、失眠、嘔吐、腹瀉等疾病從來不曾間斷過，一路走過來，服的藥和吃的鹽可謂是旗鼓相當。後來別人推薦了腹式呼吸養生法，從那以後，他便每天練習半個小時。過了3個月，嘔吐、腹瀉的發病率明顯降低，腹式呼吸也慢慢成了一種習慣。

為了讓眾人相信，老人可謂是苦口婆心，還將他年輕時的診斷書、病歷等都帶了過來，那一分希望大家擺脫疾病纏繞的殷切之情，真是讓我羞愧不已。

說起來，腹式呼吸確實是一種隨時隨地養生的絕妙方式。如果是深呼吸的話，那麼體內所產生的廢氣隨時都可以通過呼吸排出體外，但是淺呼吸就不具備這個效用了。我們日常用的都是淺呼吸，也就是胸部呼吸，這種呼吸方式只能維持最基本的生命活動。

腹部有九條經脈通行，腹式呼吸能夠很好地刺激這些經脈，加強氣血運行。而且腹部彙聚著人體的主要消化器官，如脾、胃、肝、膽、大小腸等，脾胃更是人體的後天之本，嬰兒脫離母體之後，主要的生存來源，就靠脾胃將水、穀、肉、菜等食物進行運化、分解，變成人體所需的精液氣血。也就是說，如果脾胃功能不行的話，人體吸收營養的能力就會大大降低，所以中醫說，「脾胃之氣既傷，而元氣亦不能充，而諸病之所由生也。」

身心靈健康三向互動

腹式呼吸必然會帶動腹肌運動，這樣一來，脾胃以及腸道的活動量會增加，脾胃活動多了，消化功能會大大加強，人體對養分的吸收會更加充分；腸胃活動多了，人體對糟粕的排斥會更加徹底。毒素排出，很多疾病都會不治而癒。

按照五行來說，土生金，脾生肺，也就是說脾運化水穀的精氣可以益肺，如果脾的能力弱的話，肺也會受影響。這一點按照現代醫學解釋的話，就是說淺呼吸的時候，氧氣只能送到肺的上半部，占全肺五分之四的中下肺葉的肺泡卻在「休息」。這樣長期下去，中下肺葉得不到鍛鍊，必然會老化，吸收氧氣的能力會越來越弱，**當體內的氧氣無法滿足身體器官的需求時，身體的新陳代謝就會受到影響，抵抗力就會下降**，各種呼吸道疾病就會紛紛產生。

腹式呼吸不僅健脾利肺，鍛鍊內臟，減肥瘦身，而且還可以消除各種消極、悲觀情緒積存在腹部的壓力，所以當感到緊張、煩躁的時候，深呼吸幾次，可以很好地淨化情緒，整個人的心態都會隨之好轉。

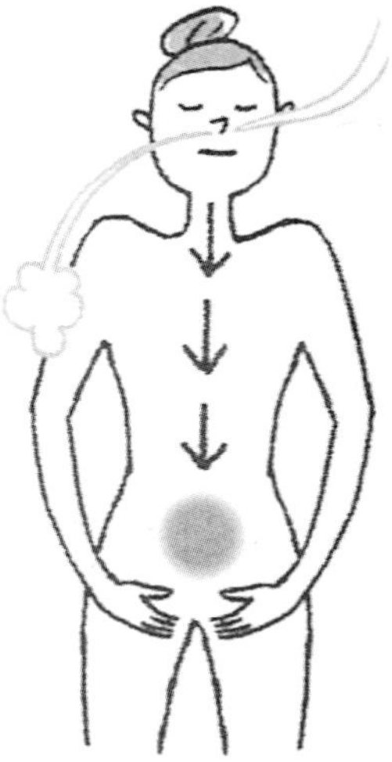

● 腹式呼吸不僅健脾利肺，鍛鍊內臟。而且，緊張、煩躁的時候，深呼吸幾次，還可以淨化情緒，是不可多得的調節身心的方法。

腹式呼吸很簡單，其實嬰兒出生的時候，都是用腹式呼吸的，只不過當慢慢學會直立行走時，慢慢地就由腹式呼吸變成了胸式呼吸。所以剛開始練習腹式呼吸時，最好從仰臥位開始，換上寬鬆的衣服，躺在床上，頭上墊一個薄枕頭，膝關節放鬆，思想集中，排除雜念，雙手分別放在胸前和上腹部，閉上嘴，用鼻子緩慢吸氣。吸氣時，腹部慢慢隆起，手可以明顯感覺到，堅持10～15秒之後緩緩呼出；呼氣時，腹肌收縮，腹部下沉，同時手掌稍稍用力向下壓，增高腹內壓，每分鐘4個回合。可從每次1～2分鐘開始練習，每日2次。以後逐漸遞加，延長練習時間，到每次10～15分鐘。等熟悉了仰臥位的呼吸後，開始練習站立姿勢的呼吸，逐漸將這種平穩而緩慢的腹式呼吸方式，貫徹到日常生活當中，如此一來就可以在平常生活中自然而然地做好養生工作，不需要再額外費心費力了。

實際上，養生原本也應該是這樣毫不費力的，只不過我們在生活中，由於各種各樣的原因，導致自己的生活習慣有太多的弊端，才會需要額外費力來養生治病。

老人們聽到這些話都頻頻點頭，其中一位老者說：「是啊！我們這些人也都是退休之後開始學養生的，一些小毛病在年輕時候不在意。如果當初就注意一些，不知道這些年可以少受多少罪呢！」

老人的話還沒說完，周圍已經是歎息一片了，想來大家都感同身受吧！治病養生，養生治病，不管是哪一方面，如果沒有良好的生活習慣，僅憑一時之功，身體又怎麼可能長久康泰呢？

6

腎為先天之本，還人體最天然的精氣神

腎臟就像是人體與生俱來的能源發電廠，男性的強壯，女性的美麗，都得自於腎臟的條件。

本篇提出強腎操、梳頭功、鳴天鼓、拍打腰眼、拍手功、按摩耳朵、溫熱命門、保暖腰部等方法，可防治腎虧、改善半夜頻尿、腰膝痠軟、連黑眼圈、粉刺、斑點等皮膚問題也可獲得改善，另外，溫補食材也是養腎的重點，避免燒烤煎炸、添加物過多的食物。

以運動和食材雙管齊下，腎臟就能成為兩顆超級電池，人的陽氣暢旺，不僅健康有裡子，更能美麗有面子。

補腎要從提升體質開始

腎為先天之本，腎精就好比我們現在的能源，大自然賜給我們的能源是有限的，總有一天你會用完。這些能源能夠用多長時間，關鍵就看你如何使用了。如果不知道節約的話，可能很快就會陷入能源危機。

許多人都以為補腎就是提高性功能，是男人的事，腎虛的人，只要吃些補腎的保健品就好了。而且，即使是買保健品，也不敢光明正大去買，神秘兮兮的，弄得好像見不得人似的。

人到中年，腎經稀稀

可是實際上呢？「虛則補之，實則泄之」是中醫歷來宣導的養生之道。女人過了35歲，男人過了40歲，腎氣自然就會開始衰退，再加上生活所積累的事情對身體的影響，腎氣在人體步入中年之後，會呈直線下降趨勢。這也是為什麼，人一旦到了這個年齡，很多事情都會感覺力不從心的原因。所以，不管是男性還是女性，到了一定年齡，都要注意補腎。尤其是女性，因為要經歷懷孕、分娩、哺乳等，會大量地失血，氣血由精生化而來。腎藏精，只有腎精充足，女性才能順利地度過這幾個關卡，保持健康的體魄和姣好的容顏。所以，中醫一再強調「男怕傷肝，女怕傷腎」。

說來說去，那麼補腎到底應該怎麼做呢？市場上的保健，品真的有很好的補腎作用嗎？這裏統一地梳理一下，讓大家明白，怎麼樣才能真正做到對腎沒有傷害，能夠最大程度地保持充足的腎氣。

先天能量，宜守宜養

腎為先天之本，意思就是說腎氣是與生俱來的。打個比方，腎精就好比我們現在的能源，大自然賜給我們的能源是有限的，總有一天你會開發完。這些能源能夠用多長時間，關鍵就看你如何使用了。如果不知道節約的話，可能很快就會陷入能源危機。

更直觀一點說，我們回頭看看自己年少時的朋友，同樣的年齡，可能有的人容顏依舊，讓你暗自慚愧；而有的人卻滿臉滄桑，讓你感慨歲月流逝之快。這些，難道是因為前者吃了很多的保健品嗎？答案當然是否定的。

其實，我們只要知道自己補腎的目的是什麼，就懂得如何去補腎了。不管是補腎、健脾，還是任何其他的養生方式，歸結一點，目的就是讓我們的身體更加強健，生活更加幸福。如果我們一方面盡情地揮霍身體，天天熬夜、吃些營養都被破壞掉的垃圾食品；一方面卻又來大肆地吃些補腎的藥品，保健品。那又怎麼可能達到養生保健的目的，給自己一副強健的身體呢？

在中醫看來，人體是一個整體，後天脾胃的虧虛，也會導致先天腎氣虧虛。如果我們認真調養後天之本的話，先天的不足，也可以在一定程度上得到彌補，所謂「得穀者昌，失穀者亡」，尤其是體弱多病的人，與其老想著吃些保健品來補充腎氣，不如先踏踏實實地通過均衡的營養、合理的運動，將自己的身體養得結實一些，在醫生的指導下吃些補腎益氣的藥物來「辨證施補」。退一步說，也只有身體底子打好了，才能吸收一些額外的營養，否則吃再好的補品，也不過是白白的浪費錢罷了。

強腎操，讓雙足助腎一臂之力

對於女人而言，腎是發動機，女人的年齡就刻在自己的腰部兩側。和保護子宮、愛護乳房、保養卵巢一樣，補腎也是女性愛護自己的重要方法。腎臟的虛實，直接關係著女性生命活力，以及臉色的青春靚麗。

女性生理源於腎

「最近也不知道怎麼了，整晚失眠，躺在床上數羊數到9999頭仍然無法入睡。晚上在洗手間一直磨蹭到老公睡著了，才敢出來。」

「月經怎麼樣？」

「經期很短，量也少了很多。我查了資料，好像有點更年期的症狀，脾氣很大，總有一股無名火想要發洩。我想是不是最近工作太忙了，頻繁出國，時差沒有調整好，所以才會這樣的？」坐在我對面的是一位38歲的女性，可以看出，她的事業做得不錯，但剪裁合宜的時裝，掩飾不住她日漸發福的體態。

說實在的，我一看到她，就知道她的問題在哪裡了，之所以會問這麼多，不過是確診罷了。可能是因為就診，所以她沒怎麼化妝，整張臉膚色蒼白，眼瞼腫脹，重重的黑眼圈，再加上她說自己性欲低下、經期短、脾氣煩躁等，完全可以確定她是腎虛了。

由於媒體的原因，很多人都認為腎虛是男人的事。事實上，補腎也是女性愛護自己的重要方法。腎臟的虛實，直接關係著女性生命活力，與氣色是否青春靚麗。對於女人而言，腎是發動機，女人的年齡就刻在自己的腰部兩側。所以，我告訴她，工作忙、出國頻繁都是表面的原因，實際上是腎氣不足，需要補腎了。

「那我是不是應該吃點什麼？」雖然她的工作是在世界各地飛來飛去，但和所有的中國人一樣，身體出現問題的時候，首先想到的依然是吃。

我笑笑：「不是所有的問題都可以通過吃來解決。對於我們今天的人來說，食物的營養肯定是跟得上的。或許你需要更多地運動來解決這問題。」

「運動？」

「是的，食物的作用是確保我們人體能夠更好地生長發育。現在的人天上地下，大海陸地，哪裡的東西都吃得到，營養甚至過剩了。之所以身體會出現問題，最主要的就是缺乏運動和心理狀態不好。」

天然食療勝藥補

我從來都不主張身體一出現問題就大補特補，更不主張吃藥。身體和人是一樣的，驟然的大補，就好像情緒上的大喜大悲一樣，對身體有害無益。如果沒有特別重大的問題，通過運動和飲食調理是最平緩，也是最易於為身體所接受的。所以，我教給了她一套強腎操，囑咐她回家之後一定要抽空多練習。強腎操非常簡單，我們晚上看電視的時候，順便做做都可以。當然，最好是清晨起來的時候，在空氣新鮮的地方，集中意念來做，那樣效果會更好。

具體做法是：像打太極拳一樣，雙腳平行站好，眼睛向下看著鼻子（這樣可以集中注意力），雙手自然地放在腿側，提起腳跟，連續呼吸9次不落地。

然後吸氣，緩慢下蹲，同時手背轉到前面來，將虎口對著腳踝慢慢向下。手接近地面時稍用力握成拳（意念將腎氣抓住），同時吸氣。

憋氣的同時，慢慢起立，雙手下垂，逐漸握緊。然後呼氣，身體立正，手臂向外轉，拳心向前，手肘部從兩側擠壓軟肋，同時腳跟部用力上提，氣呼盡之後回復最初狀態。一套動作每次連做3遍，如果時間許可的話，也可多做幾遍。

看了我給她做的示範之後，她才臉帶微笑。對她來說，運動是一件很痛苦的事情。回去之後，時隔半個月，她打來電話，說失眠的狀況已經改善了很多，並且也比以前注意休息了。在此基礎上，我告訴她，平日裏可多吃些牛、羊肉，以及紅棗、桂圓等補血補氣的溫補食物，少吃香蕉、梨等寒涼的食物，做好保暖工作，這樣可以更好地補充身體腎氣，還自己一個健康的身體，紅潤的臉色。

我們的祖先從農耕社會走過來，在缺衣少食的時代，總是對食物難以忘懷，出了什麼問題，首先都會想到吃。但事實上，今天，我們已經進入了工業化時代，養生方式或許也應該隨之改變，吃在一定程度上也許應該讓位於運動。用一句流行的話來說，就是：請人吃飯不如請人流汗。腎氣，也需要在運動的過程中獲得。

時常按摩耳朵，補腎氣、除耳鳴

按摩耳朵，雖然動作只在耳部，但補足了腎氣，受益的又何止一個耳朵？這就好像架橋修路，看起來只是方便了出入，但實際上，卻是能夠讓子孫後代，在各方面都受益無窮的「善事」。

頭、臉、耳，應接下半身的三大電源

說到按摩，我們不能不說慈禧太后。三次垂簾聽政，74歲才離開人世，對於一位在風雨飄搖的時代，管理一個國家的女性而言，這不能不說是一種奇跡（當然，政務管理得好不好就另當別論了）。後人研究認為，慈禧太后的長壽和美容之道，和小太監李蓮英密不可分。李蓮英的拿手絕技就是按摩。據說，他的按摩養生術，在清宮達到了精妙絕倫的地步。每天早上慈禧太后起床，李蓮英為她梳頭的時候，都會順手給她按摩頭皮、臉部以及耳朵。要不然，她也沒那麼好的精力管制著三代帝王。

軼聞趣事誰都愛聽，但如果聽完了啥都沒得到，那就和坊間的無聊之人沒什麼區別了。從慈禧太后的生活習慣裏面，我們可以發現一個重要的養生之道。那就是，早上起來的時候，認真地梳梳頭，順便按摩頭部、臉部以及耳朵。藥王孫思邈的《千金方》裏面屢次提到「摩耳」、「鳴天」鼓等養生方法，認為這些方法能夠補腎，防治耳聾、耳鳴等症狀。

我認識一位特級教師，可能是長年埋頭教學，身體很差，三天兩頭感冒不說，還常常出現耳鳴的現象。這對於一位教師來說，簡直就相當於舞蹈演員的腿出現問題，如果不好好治療的話，只怕職業生涯就此中斷。

這位老師40出頭的樣子，戴一副厚厚的眼鏡，才過中年，便有些花白的頭髮了，想來日常工作是非常費心的。他告訴我說，一堂課45分鐘，他最多只能講20分鐘，如果課堂上秩序很差的話，那就更糟了。「想想以前，連著趕場子，一天上5堂課都沒問題。」說到這裏，老師唉聲歎氣不已。

跟著他的歎息聲，我也心有戚戚焉。教師這個職業是最辛苦的，要做一名真正讓學生敬愛的教師，在今天這個社會尤其困難。從一名上講臺戰戰兢兢的毛頭小夥子，成長為今天的特級教師，這中間吃過多少苦只有他自己知道了。想來，這些年積攢下了不少毛病，目前的耳鳴、感冒只不過是身體發出的小警告罷了。如果再不注意，只怕大的問題也會緊隨其後。

易學有效梳頭功、鳴天鼓

我教了他梳頭功、鳴天鼓的作法：

1. 刷牙洗臉之後，先用雙手梳理頭髮，將十指叉開，由額頭開始，從前往後，一邊梳理頭髮，一邊按摩頭皮，直到頭部感到發熱。
2. 按摩面部，先將兩手搓熱，用手掌在臉部從下往上揉搓，額頭向兩邊揉揉，手法由輕到重，一直到感覺臉部發熱。
3. 頭、臉部按摩結束之後，開始按摩耳朵。摩耳需要閉上眼睛，集中意念。先捏耳屏，用拇指和食指沿著耳廓的方向從上到下揉捏30次，一直到耳屏和耳垂都發熱發紅。
4. 「鳴天鼓」運動：將雙手掌按住耳孔。
5. 五個手指頭自然地放在腦後，用中間的無名食、中指和食指敲擊後腦勺，先輕後重，這個過程一定要閉目養神，力求心無二用。

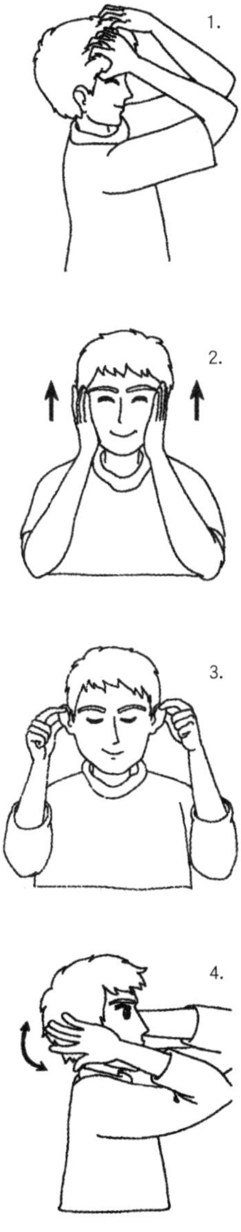

● 腎主藏精，開竅於耳，與腎相關的很多穴位都在耳部，經常按摩耳朵有助健腎養身。

教師的生活比較規律，因此他們的自律性相對也強一些，我相信這位老師會按照我說的方法去做的。果然過了沒多久，他就登門道謝來了。說每天早晚，洗完臉之後，他都會認真地按摩一番臉部和耳朵。尤其是早上按摩之後，感覺非常好，一整天都感覺精神奕奕，比起以前精疲力乏的狀態，現在簡直就像年輕了十來歲。「有一段時間，我還在想，是不是要停職一段時間，好好休息一下，充充電現在看來是多慮了。」

看著老師臉上難得的笑容，我也感覺心裏舒展了很多。《黃帝內經》說：「腎開竅於耳」，意思就是說，耳朵是腎在體外的聯絡站，通過耳朵聽覺的變化，可以推斷腎氣的盛衰情況，如果腎精充足的話，則耳聰目明，否則很有可能雙耳失聰。反過來，我們通過強化耳朵的功能，按摩耳朵，刺激耳朵上的穴位，也可以通過經絡促進氣血運行，補充腎氣。

「腎氣通於耳，腎和則耳能聞五音。」《黃帝內經》如此解釋腎與耳朵的關係。其實，人的頭髮、皮膚、筋骨，又有哪一樣不和腎氣緊密相關，不與腎經密切相聯的呢？按摩耳朵，雖然動作只在耳部，但補足了腎氣，受益的又何止一個耳朵？這就好像架橋修路，看起來只是方便了出入，但實際上，卻是能夠讓子孫後代，在各方面都受益無窮的「善事」。

腎氣足，百病除——拍手輕鬆去百病

腰部兩側是腎臟所在的地方，而腰眼更是奇經八脈中帶脈的中心，可以說地處「要塞」。經常拍打腰眼，可以促使腎臟發熱，補充腎陽，促進腎臟的氣血運行，同時還能疏通帶脈，可以說是一舉兩得的補腎妙方。

遇到老同學，他硬要拉著我去他們家做客。說這是他父親囑咐的，一定要好好感謝我。弄得我一頭霧水，他的老父親，我都2、3年沒見過面了。說感謝，未免太突兀了。

見到伯父，說實話我真吃了一驚。好幾年功夫沒見，他身體硬朗，面色紅潤，與當初疼痛不堪、滿臉苦色的樣子大相迴異，真是越活越年輕了。看到我，老人家滿臉笑容地走過來：「小夥子，幾年不見，你看老頭子我精神怎麼樣？」

「真是士別三日，刮目相看。要是在大街上，我都不敢認了。請問伯父，是否得了哪位仙師真傳？」我這人有這一癖好，遇到身體很好的老人家，總想請教一下人家有什麼特別好的養生方法。事實上，我這本書裏面傳授的好多方法，也是從別處學來的。只要你留心，會發現，人人處處皆學問。

「這仙師就是你啊！」老人家哈哈大笑，「還記得3年前，我找你看腰痛症嗎？那時候，你教給我一個按摩方法，我就一直練習到今天，腰痛症早就好了。不僅如此，以前腿腳酸軟的症狀也都消失了。」

「他呀！現在是吃得香，睡得香，每天像個小孩一樣，樂呵呵的。」不知道啥時候伯母也出來了，端著一盤水果。

周易養生經：拍打腰眼治腎虧

回想三年前，老同學載著他那一身病痛的老父親來到我家裏，說一定讓我給老人家看看他的腰。老人原先是單位的辦公室主任，可能是長期伏案工作，還沒退休就患上了腰痛病，醫院跑了無數遍，中西藥也吃了不少，但病情總是反反覆覆，沒有治癒。

原以為退休之後會好些，哪曉得在家裏休息一段時間，非但沒有好轉，還弄得家裏的氣氛都僵硬了好多。我看了之後，發現老人是腎虧導致的腰痛，由於老人年事已高，不敢下猛藥，就教給了他一套健腎強體的保健操——拍打腰眼。

「原先只是治療腰痛的，沒想到打著打著，身體上的其他小毛病也都不見了。所以，這幾年來，本著有病治病，無病強身的原則，我一直都沒有放棄。現在啊，精神頭比40歲時候還足呢！」老人家還在那裏興高采烈地說著，一家老小圍在一起，其樂融

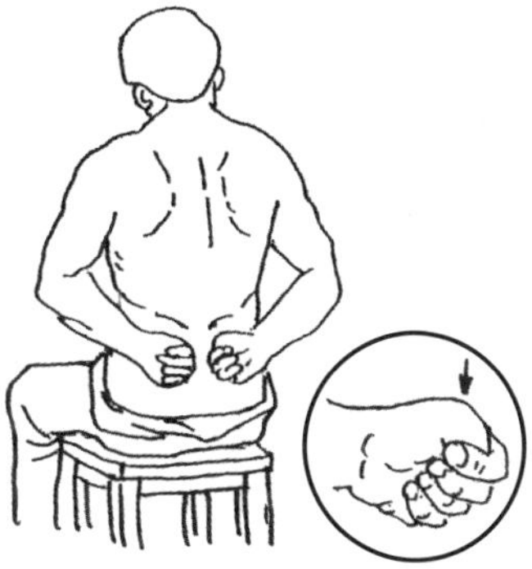

● 經常拍打腰眼，可以促使腎臟發熱，補充腎陽，促進腎臟的氣血運行，同時還能疏通帶脈，祛除身體上很多的小毛病。

健腎強體腰眼操

晨練開始的時候，找個空曠平坦的地方，兩腳分開站好，左右轉動臀部，上臂也隨之左右擺動。同時雙手握拳，在臀部轉動的時候，右拳打左腰眼，左拳打右腰眼，交叉進行。力度由輕到重，每天拍打100次，腰痛得厲害的人，也可根據自己的情況，從20、30次開始，由少到多，循序漸進。

融，此情此景，真是叫人心生感動。

拍打腰眼補腎的原理其實非常簡單，腰部兩側是腎臟所在的地方，而腰眼更是奇經八脈中帶脈的中心，這裏也是腎俞穴的位置，可以說地處「要塞」。腎又是喜溫怕冷的地方，最易受風寒的侵襲，所以十之八九的人都曾有過腰酸痛的症狀。經常拍打腰眼，可以促使腎臟發熱，補充腎陽，促進腎臟的氣血運行，同時還能疏通帶脈，這樣一來，腰痛的問題自然會得到緩解。腎氣充足了，身體的其他小毛病自然也就沒有了。對於老年人來說，這一方法節奏舒緩，既不會出現虛不受補的現象，也不會由於大補而導致其他的問題發生，真的是再中庸不過的好方法。

如果，你想要作用更好一點的話，也可以先彎下腰，最好能像日本人那樣，鞠躬90度，然後再拍打，也可以將手搓熱，然後在腰眼

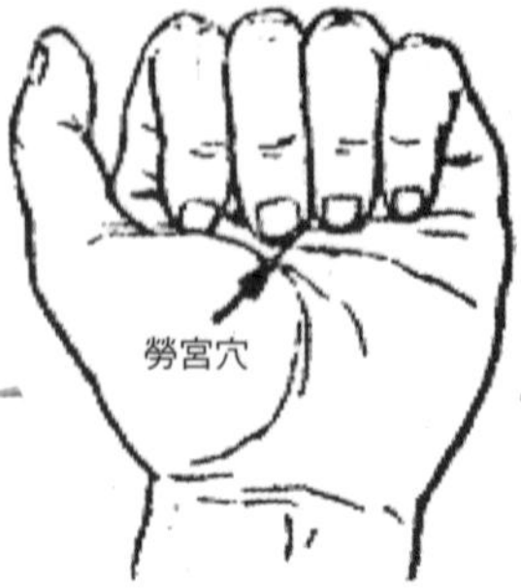

勞宮穴說明

位置：手掌中央。

取穴法：握拳，以中指屈向掌心，指尖所著之處取穴。另一說法是取中指及無名指兩指尖所著之中間取穴。我比較傾向後者方法。

穴位特性：本穴在經絡上是屬於「心包經」。人體主要以三大穴道與外界相通：百會、湧泉及勞宮穴。百會通天、湧泉通地，勞宮則是可由人體主控的出入氣穴，因此氣功的出氣、採氣或各種自我導引都是以本穴為主。所謂的「掌風」指的就是由本穴出入的氣。

主治：清心、瀉心火熱、安神、心痛煩悶，憂鬱症、精神不濟。

刺激法：

1. 以另一隻手的拇指置於本穴，其餘四指置於手背面支撐，以大拇指以旋轉方式揉壓，一次約30秒。
2. 兩掌相對互相摩擦搓揉，至產生微熱感。

處揉搓。拍、揉、捏，方法各異，隨各人喜好，萬變不離其宗，最後的作用都是一樣的。關鍵還在於你是不是當回事，認真練習。

送我回家的路上，老同學一直都高高興興地，甚至在車上哼起了京劇。「說實話，我從來沒有像現在這樣開心過。以前總以為錢才是最重要的，有了錢可以給父母買最好的禮物，可以帶他們去美麗的旅遊景點……活了半輩子才明白，人生最重要的不是你賺了多少錢。而是你能夠讓身邊的親人活得幸福、快樂。」

拍通血脈，散除寒氣

手掌雖然小，但人體12經絡有6條從手掌部位穿行而過，而且，手心的勞宮穴是心包經上的火穴，時常刺激這個穴位，可以調動人體的熱量，並且促使人體的寒氣發散出去。

「好，我們現在舉起雙手，將十指張開，雙手手掌對手掌，手指對手指，然後用力拍擊。」話剛說完，跟著我的節拍，現場響起了雷鳴般的掌聲。

不，你可不要誤會，這不是在為某人鼓掌，而是我教給現場聽我講座的朋友們，一種防治腎陽虛的簡便方法。

說到腎陽虛，可能很多人不太瞭解怎麼回事，感覺太深奧了。但是，說到卵巢癌、乳腺癌、前列腺疾病，大家應該也不會陌生了吧！當然了，你可能說，這些病哪裡就能讓我遇上呢。好了，我們不爭論這個問題，那麼手腳冰冷，風濕、脫髮、頸肩腰腿痛，睡眠品質不好、神經衰弱等症狀，你就敢肯定地說，一樣都沒有？

在我的身邊，從生理到心理都健康的人，說實話，還真沒見到幾個，絕大多數的人多少都有一些問題。其實，上述所有的症狀都可以歸結為一點，那就是——腎陽虛。中國中醫藥出版社有一本書叫《人體陽氣與疾病》，主要內容就是講陽虛對人體的傷害，著名的李可老中醫在這本書裏面，很認真地談了他幾十年的診治經驗，走遍南北，**發現**

人體普遍出現的現象不是陰虛，而是陽虛，所以他極力宣導大家，一定要涵養人體的陽氣。

陽虛，最重要的就是腎陽虛，這也是腎最容易出現的問題。當然這一切都和現在人們的生活習慣密切相關，心情的浮躁，使得人們總喜歡吃冷飲，喝冰水；而空調的出現又導致人們長期處於一種寒涼狀態下。在自然界的六大淫邪當中，寒邪是最傷人的，人類自己生成的寒邪，就更加傷人於無形了。

古人說：「腎氣足，百病除」。結合今天的情況來看，我們最重要的就是溫補腎陽，陽氣足則百病漸退。所以，我在做養生講座時，會特地搜集一些簡便易行的保養腎陽的方法，教給大家，讓朋友們有病治病，沒病強身。

拍拍手就可以溫補腎陽，可能很多朋友都不太相信。其實道理很簡單，手掌雖然小，但人體12經絡有6條從手掌部位穿行而過，而且，手心的勞宮穴是心包經上的火穴，時常刺激這個穴位，可以調動人體的熱量，促使人體的寒氣發散出去。我們經常會看到很多老年人，喜歡在手裏拿兩個核桃轉來轉去，其實和拍手的道理是一樣的，都是為了刺激手部的穴位，促進全身的氣血運行。

我的一位朋友，業務非常繁忙，常年開著車在津京兩地跑來跑去，身上的毛病一大堆，也沒辦法閑下來去調治。我將這個辦法告訴他，開車遇到紅燈、堵車的時候，不要閑著，沒事拍拍手，也算是在給身體補充養分了。

方法雖然簡單，但他絲毫沒有懷疑效果，一絲不苟地遵照執行著。沒過半年，原本腰膝酸軟、頭暈頭痛的症狀都消失了。

像拍手這樣簡單的方法，在中醫裏面完全是手到擒來，但真正能夠堅持練習下來的人寥寥無幾。朋友心性耿直，遇到事情從不回頭，有這股執著的勁頭，能夠通過拍手這樣簡單的方法治好自己的疾病，也算是「性格決定命運」的另一種詮釋吧！

「命門」添把火，陽氣自會滾滾而來

我們的人體就和自然界的植物一樣，植物需要日照，我們的人體也需要靠陽氣來補養。只有當陽氣處於一個飽滿的狀態，身體才能陰陽平衡，百病不生。通過命門來補充陽氣，就好像我們打開窗戶，讓太陽照進來一樣，這是最簡單的吸收陽氣的方法。

一說「命門」，誰不會油然而升幾分敬畏之心呢？命門，顧名思義，就是生命之門。作為督脈上的一個大穴，命門穴是保養人體陽氣，補充腎氣的重要關隘。當命門火衰，不能溫煦臟腑器官的時候，人就會出現各種各樣的疾病症狀，比如老人會出現頭昏眼花，精神疲憊，腰膝酸軟，小孩可能會發育不良，而女性則有可能導致宮寒不能受孕。所以，補充腎氣，涵養一身的陽氣，從後背的命門穴入手，是一個很好的方法。

命門，生命能量的入口

我曾經接診過一位患者，他的問題很奇怪，每天早上4、5點的時候，肚子痛得不行，去上廁所，必然會出現腹瀉的症狀，一度以為自己吃了什麼不乾淨的東西。連著喝

按摩命門手療技巧

按摩命門穴。換上寬鬆的衣服，將雙手摩擦發熱以後，重疊起來反剪於後背，在命門穴上上下摩擦，命門穴位於腰部，後背正中線上。如果覺得單調的話，也可以上下、左右、旋轉按摩，一邊按摩，一邊打節拍，按摩到命門穴有溫熱的感覺為止。

了一個星期的小米粥，結果問題依然如故。天天大清早的這樣折騰，到了白天又睏倦得不行。最後逼得沒有辦法，才透過朋友找到我。

他面色蒼白，舌苔淡白、脈細緩，而且非常怕冷，當時是初秋時分，我還剛穿著長袖襯衣，他卻已經穿上了夾克。凡有點經驗的醫生都知道，這是氣虛兼腎陽虛的症狀，我給他開了兩盒金匱腎氣丸，告訴他每天服用兩次，一次20粒左右（如果是濃縮型的10粒即可）。

回去過了沒兩天，他打來電話，說拉肚子的症狀已經改善了很多，但還是怕冷，容易疲勞，問我可不可以再開點別的藥，如六味地黃丸之類的。我哭笑不得，他還真拿藥物當救命神丹了。

我說藥是沒辦法再開了，吃多了也不是什麼好事。這樣吧，我教你一個辦法，保證比藥物還管用，而且絕對沒有副作用。長期堅持，不僅病體可痊癒，而且讓你回到20歲的精神狀態。

他一聽，高興得不得了：「果真那樣的話，我一定去做一面大匾額，給你送過去。」

溫熱命門，補升陽氣

按摩命門的方法很方便，隨時可做，其實功效就和艾灸一樣，主要是

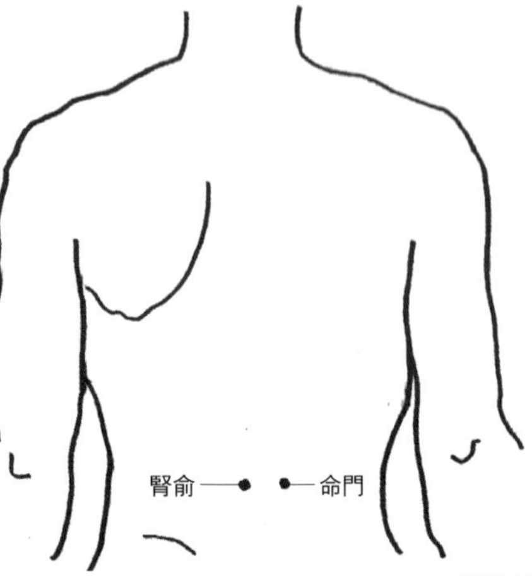

命門穴

穴位：位於與肚臍相對應的脊髓骨第14椎下。

主治：脊髓疾病、腰酸、泌尿及生殖器毛病等。

穴位特性：

命門屬於奇經八脈之一的督脈，是我們人體重要的採氣穴之一，自古以來養生家若是以背部採取太陽等氣，所説的就是這個穴道。本穴是五臟六腑之本，12經之根，呼吸之原，被視為是生命的門戶，對腎氣不足或精力衰退，有固本培元的效果。

刺激方式：

以一隻手掌扶著另一隻手的拳背適力壓揉，順逆時針個約50次。

讓命門穴發熱，給身體補充陽氣。我們的人體就和自然界的植物一樣，植物需要日照，我們的人體也需要靠陽氣來補養。我們現在天天坐在高樓裏，出門也是坐車，難得見到一絲陽光，陽氣比以前更加虧虛，這也是醫療條件與日俱進，但得病的人越來越多的一個重要原因。《黃帝內經》說「凡陰陽之要，陽密乃固」，意思就是說，只有當陽氣處於一個飽滿的狀態，身體才能陰陽平衡，百病不生。

通過命門來補充陽氣，就好像我們打開窗戶，讓太陽照進來一樣，這是最簡單的吸收陽氣的方法，古人稱之為給命門添火。陽氣不足就相當於命門火衰，所以，需要時常給命門添火，來維持體內的「真火」源源不斷。這種方法有很多，晚上睡覺的時候，弄一個熱水袋，放在後背命門穴上，也可以發揮同樣的作用，不過要注意，可千萬別燙傷了自己。

不管用哪種方法，都以自己舒適為度，速度儘量舒緩，每次進行15分鐘左右，一天做個一兩次。因為是養生的方法，等症狀減輕或消失之後，也可以作為保健的方法長期使用，不會對身體有害。

大概過了3個月，再次接到他的電話，背景很嘈雜，聲音很興奮，我捂著耳朵聽了個大概，意思是說，通過按摩命門之後，他的精力比以前好多了，真的好像回到了20多歲的時候，一點都不覺得自己已步入中年。所以，「宜將剩勇追餘寇」，鼓起勇氣辭掉了原來的鐵飯碗，幹起了自己的事業。沒想到開張大吉，興奮之餘，不忘我這「引路」之人，打來電話以示慶賀。

握著話筒，我在想，或許陽氣充足，不光可以讓身體更加的精力旺盛，也可以讓人的心理更加陽光，遠離陰鬱吧！這位患者，來的時候無精打采，幾近垂暮之像，如今卻是如此的雄心勃勃，真的是判若兩人。

暖腰，其實就是保養一生的陽氣

腰部位於身體的正中央，上接頭部的陽氣，下連足部的陰氣，是人體陰陽轉換的樞紐。坐著的時候，極其容易導致氣血淤滯，而平時又難以運動到這裏。所以，保持腰部的溫度，適時的運動，對於溫腎補陽極其重要。

「這半個月來，每天晚上都要起來好多次，有時一個晚上要起來3、4次，弄得晚上休息不好，白天瞌睡不止，工作效率也大為下降。身為公司副總，如果讓下屬看到我這種狀態，顏面何存啊？」一位朋友，耗盡心血，終於爬上了公司高層管理的位置，眼看有望升為總經理了，可是身體的問題卻越來越多。我好多次提醒他，要注意身體，可是他都當作耳旁風，過過就算了。這下問題出來了，才想起我這救火郎中。唉，真想把他們的腦袋打開來看看，裏面到底裝的是什麼？

夜半頻尿，腎衰徵兆

夜尿頻多，這幾乎是所有中年男性難以啟齒的痛苦。其實問題的根源也並不複雜，無非是腎氣虛弱。腎虛尿頻，在很多的小廣告裏可以看到。本來是很正常的一個問題，被這些小廣告一弄，好像多麼見不得人似的。中醫腎虛，是一個很常見的病理現象，開車、開會一坐幾個小時動也不動，常年吹著空調房裏的冷氣，不懂保暖的重要，房事頻繁……都有可能導致腎虛。退一步說，**即使保養得再好，女人到了35，男人到了40，腎氣也會衰弱，這是不可違逆的自然規律，並沒有什麼見不得人的地方。**

尿頻尿急，腰膝酸軟，大多是腎陽虛。人體的陽氣是生命動力的源頭，小孩陽氣最足，所以他們靜不下來，總是喜歡跑來跑去，而到了年老的時候，腎氣不足，大多喜靜不喜動。很多人在年輕時大肆吹空調，吃冷飲，貪圖一時的舒服，卻不知道這是在過度地消耗體內的陽氣。

陽虛生內寒，要想保住陽氣，長保身體的健康，就一定要溫扶先天的腎氣，注意保暖。這就要從腰部做起了，腰部是藏腎的地方，腎陽虛了，火種減少了，腰部定然會發涼，腎氣的固攝作用也會減弱，自然而然地會出現腰部發冷、酸軟，小便頻多等症狀。

杜絕各種冷涼刺激

我告訴朋友，不管是開車，還是工作，每間隔1個小時起來走動一下，彎彎腰，最好弄一個鬧鈴，隔1個小時提醒一下。只有強制執行一段時間成為習慣，以後才能更好穩當地保持下去。晚上睡覺的時候，在腰部弄一條保暖護腰帶，平時衣服穿厚一點。朋

暖腰護腎健康操

站起來，將雙腿打開與肩同寬，手握拳，兩臂自然下垂。先向左側轉腰，復原之後，然後再轉向右側。轉腰的同時，兩臂隨身體自然前後擺動，並藉機前後叩擊腰背和腹部，力度憑自己的感覺，每次做30次左右。

友頻頻點頭，聽得認真。其實一般人，若沒有特殊的原因，只要能做到這樣，調理一段時間，尿頻的症狀自然會消失。可是我這位朋友，每天勞心勞力，身體傷害已久，想了想，又給他開了一劑右歸丸，囑咐他吃上兩盒。朋友這才心滿意足地離去，看他的樣子，似乎不開點藥，就不算真正看病了似的。

腎陽虛的症狀很多人都有，這和現代人的生活方式密切相關，女性更不用說，天生就陽虛怕冷，加上後天不知保養，穿露臍裝，低腰褲，經常性地將腰部暴露在寒風之中；而男士喝生啤，吃冷飲，洗冷水澡，也是時時耗損身體裏的陽氣。要想保住身體的陽氣，除了杜絕上面不良的生活方式，維持腰部的溫暖之外，還可以通過一些動作來暖腰護腎，疏通腰部的氣血運行。

我們將小時候學的韻律操裏轉腰動作改良一下，就是很好的護腰運動，這種運動不拘時候，等車的間隙，工作的閒暇時間，看電視的時候，都可以做一做，既不費力也不費時。

腰部位於身體的正中央，上接頭部的陽氣，下連足部的陰氣，是人體陰陽轉換的樞紐。坐著的時候，極其容易導致氣血淤滯，而平時又難以運動到這裏。所以，保持腰部的溫度，適時的運動，對於溫腎補陽極其重要。

女人面子：美容保養應從護腎開始

母親十月懷胎，半年的母乳餵養，耗費的可全是她體內的精氣血。也正因為如此，她才會氣血不足，落下一身的病根，在產後迅速發胖，長出很多難看的斑紋。母親可是用她身上最精華的物質在孕育一個孩子。

每次回家，我都會給母親買大量的補品，什麼當歸、阿膠、燕窩等等，雖然母親一再地絮叨，說不要浪費錢，她不喜歡吃這些。但不如此，我又怎麼表達出我對母親的愛和感恩之情呢？母親十月懷胎，半年的母乳餵養，耗費的可全是她體內的精氣血，用身上最精華的物質在孕育一個孩子。這些又何止是「偉大」和「無私」所能形容得了的？

產後養身，補腎為先

每每看到女性朋友，不管是年輕的還是年長的，為了讓外形漂亮一點，拼命節食、吃減肥藥，抹一堆的化學品，我都有一種說不出來的心痛和憎恨之感，心痛的是她們不懂得保養自己，憎恨的是可惡的藥品廣告。

「腎是先天之本」，是從母體裏帶來的。已經生育了的女性，耗盡了體內的腎氣，無力將身體產生的垃圾排瀉出去，才會出現肥胖、蝴蝶斑等問題。而未婚的姑娘，不好好保養自己的腎氣，只怕將來不但自己受罪，生育出來的孩子也會出現先天性的問題。誰敢說越來越多的先天過動症、抑鬱症的嬰兒，和母親的體質沒有關係？

我總是跟身邊認識的女性朋友強調，要想美容瘦身，一定要補腎，要注意保持腎氣充足。她們一個個瞪大了眼睛，說：「補腎，那不是男人的事嗎？補腎和美容有什麼關係？」當然，這也不怪她們，亂七八糟的小廣告，已經把中醫扭曲得面目全非了。

所有人都知道「腎藏精」，對「精」的概念卻完全不清楚。「精」是什麼？不是男人「精子」的「精」，而是「精氣血」的「精」，是人體生長發育必不可少的物質。一字之差，謬之千里，就好像古文裏面的「妻子」，在過去，那是妻子和孩子的統稱，而我們今天呢？「妻子」不過是老婆的另一種說法而已。中醫和中國傳統文化一脈相承，要想弄懂中醫，一定要先對中國古代漢語有一個大致的認識，否則只能是偏聽偏信。

有溫度的女人最美麗

比起男人而言，女人補腎更重要。中醫說「男怕傷肝，女怕傷腎」。腎在腰部兩側，主管生殖、生育以及人體的代謝、循環，女性是不是能夠青春長駐，衰老延緩，直接由腎來管轄。懷孕的女性因為要供養胎兒，所以很多人會出現眼瞼腫脹、血壓升高等症狀，看鏡子，也會感覺自己臉色灰暗。這些，其實都是腎氣不足導致的「腎虛」，嚴重的人甚至會出現黑眼圈，浮腫波及到全身。其中之辛苦，非常人能理解。

「腎主水液」：充足的腎氣才能將體內多餘的水份排瀉出去，避免浮腫、虛胖。

「腎主骨氣」：腎氣充足的人，牙齒堅固亮白、骨質密度高、體形苗條。

「腎主毛髮」：腎氣足則頭髮濃密黑亮。

「腎納肺氣」：肺與皮毛互為表裡，皮膚是肺的外層屏障，腎氣足可接納肺氣（也就是清肺），肺朝百脈可養皮膚。所以，腎虛的人面色青白，沒有光澤，臉上易長蝴蝶斑，嚴重者臉上還會長粉刺。

說了這麼多，大家應該明白了吧？只要你是女性，不管是待字閨中，還是已為人母，只要你還想要健康，還想要美麗，那麼，補腎都應該是你生活中的重點。從現在開始，摒棄不正確的健康理念，不要去計算什麼卡路里，不要害怕吃肉、害怕吃米飯，單靠水果蔬菜，只會讓你的身體更加寒冷，手腳永遠也無法熱起來，氣血運行更加地緩慢，體內的垃圾積存更多，身材也越來越臃腫。

女性補腎需要注意哪幾個方面呢？

第一，保暖。保暖，保暖，不管對女性提醒多少遍都不嫌多，本書很多地方都在著重講述保暖的重要性，但這裏不妨再畫蛇添足一番。不要喝冷飲，最好一年四季喝溫熱水，用熱水泡腳，少吃涼性的食物，頭髮吹乾才能睡覺，不要讓身上濕漉漉的，更別只要風度不要溫度，新時代的理念是「有溫度的女性是最美的！」

第二，多吃。紅肉、植物種子，富含營養的所有食物都是女性的恩物，營養過剩的肥胖是很少的，絕大多數都是腎氣不足導致的肥胖。所以，和男人一樣，多吃點豬牛羊的肉，少吃燒烤、煎炸的脫水食物，多喝一些營養滋補的湯，不會讓你更胖，只會讓你更加的容顏煥發，美麗動人。

俗話說：心平氣和，血清顏清；美在其外，健在其中。補腎的方法千千萬，不可能每一條都做到，但只要你將這個理念放在腦中，天冷了，知道要加件衣服；下雨了，記得打把傘；餓了，給自己補充點營養……不去追求那些無謂的「羸弱」之美，健康和美麗自然會如影隨形，不離不棄。

7

上半身決定生活品質，
下半身決定性福指數

泌尿、生殖系統，一向是國人最隱諱的健康死角，
不願談、不敢問、不好意思檢查，
其實生殖系統也熱愛「親水活動」，
外部泡浴法，可以改善男性前列腺疼痛，
淋浴時沖灑按摩，適當的刺激生殖器官周圍經絡穴位，
可促進血液循環，減少相關疾病。
另外特別推薦骨盆腔鍛鍊法，所有女性都該學會，
持續練習很快就可以發現，歐巴桑也能變辣媽！

男人女人都是水做的，下半身更要水的呵護

水，在胚胎孕育的時候就參與進來，從頭到尾陪伴著人體的生長發育、新陳代謝，可以說是人體最忠實的保護者。而下半身，更要時時與水親密接觸，做一個水潤健康的男人和女人。

聊天的時候，有女性朋友跟我爭執，女人是水做的，男人是泥做的，女人乾淨而男人骯髒。見她如此說來，我笑而不語。她暗自生疑，以為我要耍什麼詭計，一臉地小心翼翼。好男不與女鬥，這種爭辯原本就是無意義的。不過借此說明男人、女人與水的關係，給大家導正一點健康常識，更來得有價值些。

血尿是嚴重缺水的警告

時尚健康雜誌每天都在呼喊，女人是水做的，女人一天一定要喝8杯水。而男人卻很少提及，似乎男人真的如賈寶玉所說是泥做的，不需要水的滋潤。其實就身體來說，男人比女人更需要水，**水占男人體重的61%，占女人體重的51%**。比較一下這兩個數

強化男性生殖泌尿系統水療法

1. 坐浴紓緩前列腺

對於下半身而言，不僅泌尿系統需要水的滋潤，生殖系統更需要水，很多老年男性都知道，前列腺有問題的時候，可以用坐浴療法來緩解疼痛，用一個大盆，放上半盆熱水，保持水溫的恒定，每天坐浴一次，每次15分鐘左右，可有效地緩解前列腺腫脹等相關的問題。水不僅對前列腺有幫助，對於提高性功能也有很好的效果。

2. 蓮蓬頭沖刷法

洗澡的時候，用蓮蓬頭在陰莖根部進行噴灑，可以有效地減輕睪丸和陰莖的疲勞感。因為熱水的刺激能夠使血液循環加快，對於陰莖周圍的穴位有很好地刺激效果。淋浴的時候，水壓要強一點，水溫要適度。在沖刷陰莖的時候，腹股溝也別忘了，這個地方是人體向睪丸輸送血液，以及神經出入的「交通要道」。時時清洗，除了衛生之外，最重要的是，可以刺激生殖系統周圍的經絡穴位，促進血液循環，避免各種生殖系統疾病。

字，就知道男人女人誰更需要水了。不過，這裏不準備為了水，讓男人和女人之間爭風吃醋。而是告訴大家，水很重要，不僅對皮膚很重要，對下半身來說更重要。

有一天半夜，大概2點鐘左右，我正睡得香呢。突然，電話鈴暴風驟雨一般地響起來，我嚇了一跳。拿起電話，就聽到一位老朋友在那邊焦慮萬分地說：「我剛去上廁所，發現尿液全是紅色的，像是可樂一樣。我是不是得癌症了？」

聽他焦慮萬分的樣子，我只好穿衣起床，趕到他的辦公室。看到他，雙眼通紅，佈滿血絲，整個人頹廢萬分地倒在沙發上……看他的臉色，雙目紅腫，嘴唇乾裂，號脈發現下焦熱盛，腎陰虛。看看辦公桌上堆積如山的文案，便了然於胸。這哪裡是什麼癌症，分明是勞累過度，營養和水份缺乏，導致陰虛內熱。我們都有過這樣的時候，上廁所，感覺尿道隱隱有些疼痛，小便很不舒服，尿液深黃深黃的。大家都知道，這是體內嚴重缺水的標誌。

血尿也是這樣一種徵象，是泌尿系統出現問題的表現。喝水少了，尿液濃縮，尿量就會減少，這時候，泌尿系統的一些病菌就無法及時排瀉出去，繼而會破壞泌尿系統以及周邊的一些器官。所以說，水液不光皮膚需要，身體的各個器官都需要。看著他神情疲憊的樣子，真是說不出來的滋味。不管是為了工作也好，為了事業也罷，真得值得如此的付出，或者說，有必要把自己忙碌到如此地步嗎？連喝一杯水的時間都沒有？

內外親水，滋潤生殖泌尿系統

對女性來說，「親水女人才是健康女人」，媒體總能用煽情的語言傳達出他們所要表達的意圖，這一點實在是讓人佩服不已。事實也是這樣，女人要想健康，要想美麗，一生都要和水結下不解之緣，不光要一天8杯水來滋潤五臟六腑，更要多吃一些含水量豐富的水果、湯羹、飲品等，讓這些食物中的水份通過各種途徑進入到體內，化作身體所需的津液、氣血，滋陰肺潤，滋養容顏。

水對人體的太重要了，胎兒肌體水分占體重的90％，嬰兒占80％，成年人為60～70％，老年人在50％左右。可見，年齡越大，身體所能涵養的水分越少。水，在胚胎孕育的時候就參與進來，從頭到尾陪伴著人體的生長發育、新陳代謝，可以說是人體最忠實的保護者。而下半身更要時時與水親密接觸，做一個水潤健康的男人和女人。

暖宮孕子，婦科疾病治本之道在於保暖

寒冷天氣下，人會變得很懶惰，身體也一樣，遇冷，血管會收縮，各個器官會減緩運作速度，基礎代謝能力會下降。就像在凍土上，種子無法發芽一樣，寒涼的子宮也很難孕育出健康的胚胎。

「女人花搖曳在紅塵中，女人花隨風輕輕擺動，只盼望有一雙溫柔手，能撫慰我內心的寂寞……」這首《女人花》是老婆最愛的歌曲，每每聽到眼眶濕潤，而後不斷感歎百變天后的淒慘結局。「林妹妹」陳曉旭去世的時候，老婆更是悲傷不已，看著電視淚流滿面，歎說女人的命苦。

從內分泌看子宮健康

看著她那模樣，真是又好笑又好氣：「娛樂圈本來就是一個以青春美貌換金錢的地方，混跡於此等場合的女人，又怎麼可能不得病？別看她們外表光鮮，十之八九身體都不會太健康的。中年離去，對她們而言，未嘗不是好事。」

聽到我如此「刻薄」的言語，老婆很吃驚，怔怔地看著我。唉，心裡如女權主義一般天天喊著要愛自己，結果卻連自己的身體都不瞭解，這樣又如何愛自己呢？

按照中醫陰陽平衡理論來說，**男屬陽，但睪丸要保持陰的狀態，也就是要涼才健康；而女屬陰，子宮必須保暖才行**。而女人肌肉少，脂肪多，本身就比男人少了熱量來源。為了苗條，還拼命地將脂肪這層「保暖器」去掉。而為了好看，吸引眼球，穿的衣服薄露透不說，還緊緊裹住身體，血液循環不通暢，身體只會更加寒冷。寒冷天氣下，人會變得很懶惰，身體也一樣，遇冷，血管會收縮，各個器官會減緩運作速度，基礎代謝能力會下降。

中里巴人說一切婦科疾病都要從月經著手。其實，月經從哪裡來的？就是子宮。就好像青藏高原的環境已經污染了，我們從江水著手，是無論如何也解決不了問題一樣。如果我們只是單純地調理月經，卻不去看看子宮的環境如何，疾病是無法根除的。月經是女性一個重要的生理象徵，它是女性內分泌以及生殖系統健康與否的反應器，是子宮環境的監督員。每個月一次的月經，其實就是在給我們的子宮做清潔工作，將來會在這裏生活十個月的胎兒，就像一個小王子、小公主，即使他還沒有到來，每個月定期的清潔工作也不能停止。痛經、經期不準、經血量過多或過少，顏色黑、有血塊、白帶量多等，其實都是身體給予的信號，告訴你子宮出現問題了，一定要及時調理。

子宮最怕的問題是什麼？答案就是寒冷。中醫說：寒凝則氣滯，氣滯則血行不通。

宮寒的女性，血管收縮，血液無法流通，痛經、性欲淡薄，陰道衛生環境下降引發陰道炎、盆腔炎，淤血。最重要的是，精子也是通過探測熱度找到卵子的，研究報告顯示，受精的部分要比其他地方高2℃，所以宮寒的女性受孕率會比較低。即使受孕了，血氣遭遇寒邪，損傷子宮陽氣，血液凝滯，子宮虛寒，也容易造成流產。就像在凍土上，種子無法發芽一樣，寒涼的子宮也很難孕育出健康的胚胎。即使生育了，健康子宮孕育出來的孩子，和不健康的子宮孕育出來的孩子是不會一樣的，皇宮裏的孩子出生就是王子，而茅屋裏出來的孩子註定一生的「貧瘠」。

維持丹田火苗旺盛

防止宮寒，丹田是一個不容忽視的穴位，也就是人們常說的臍下三寸之地，這裏是女性的後花園，是人體火種的埋藏之地，不管什麼時候，丹田內的溫度都比人體正常體溫高出5℃。丹田裏火苗旺盛，才能滋潤五臟，讓女性健康，面色如霞。所以，為了真正意義上的美，愛露臍裝的女性，還是換些能夠給腹部保暖的衣物吧！對於常時間坐在空調房裏的上班族來說，平時多做些體操、快步行走等活動，鍛鍊腹、臀部肌肉，溫暖腹部，可能是更好的選擇。

女性宮寒，除了上述生活方面的不注意之外，還有一個重要的原因，就是鐵元素的缺乏。每月一次的血液流失，讓女性普遍缺鐵，貧血是絕大部分女性都有的問題。要想子宮溫暖，血液供應必須充足，因此，補血也是女性日常生活中不可缺少的功課。女性補血，最佳物品當屬有「血中聖藥」之稱的當歸，在燉雞、燉肉加入少量的當歸，能很好地補養身體。貧血嚴重的女性，也可以將當歸切成薄片泡茶喝。除此之外，阿膠和益母草也是不錯的選擇，將阿膠砸碎，蒸融之後加入紅糖，不僅可治療貧血，還可促進鈣的吸收。益母草和紅棗、豬肉一起燉服，是治療月經病的最好藥方，不僅可以活血調經，還可以利水消腫。

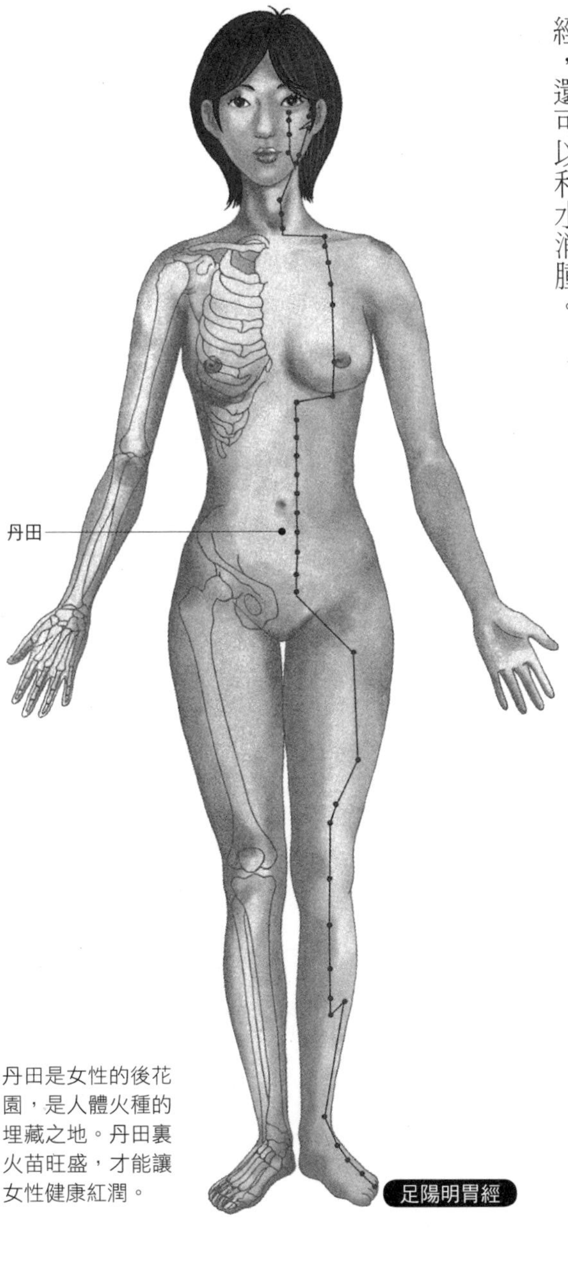

●丹田是女性的後花園，是人體火種的埋藏之地。丹田裏火苗旺盛，才能讓女性健康紅潤。

青藏高原的雪化了，才能化作道道水流，滋潤長江兩岸的綠樹繁花。子宮暖和了，盆腔氣血才能通暢，月經也會自然恢復正常，炎症才能消除。為了防止宮寒，避免婦科疾病纏身，孕育健康的寶寶，給自己一個健康紅潤的容顏，調理好子宮環境，讓子宮四季如春，才是治本的保養之道。

骨盆勤鍛鍊，歐巴桑變辣媽

骨盆由好多塊骨骼組成，像一個拱門一樣，穩穩地占據著人體骨骼中心的位置。這個地方一旦傾斜，那就等於打開了疾病的潘朵拉之盒，肥胖、便秘、痛經，甚至腰椎、肩椎、五臟六腑的疾病都會紛至遝來。

「這個姑娘呀，好看是好看，但骨盆太小，將來不好生孩子，你還是另外找一個吧。」港劇裏面經常有這樣的橋段，老婆每次看到這樣的情節都會義憤填膺一番，然後繼續對著電視如癡如醉。

骨盆是婦科的重要保護罩

借電視的話題，我們說說骨盆。骨盆對女性而言實在太重要了，就像我們家裏擺放的那個最名貴的古董瓷器一樣，它不是一般的骨頭，是一件精美的藝術品。骨盆由好多塊骨骼組成，像一個拱門一樣，穩穩地占據著人體骨骼中心的位置。這個地方一旦傾斜，那就等於打開了疾病之門，各種病痛都會紛至遝來，我們的身體剎那之間，就會成為疾病的狂歡之所，是不是非常恐怖？

這樣說，可能很多人還沒有感覺。找個朋友來現身說法吧！這位朋友從美國歸來，外商公司主管。35歲的時候就掙夠了一生的花費，決定好好閑下來，做一點小投資，然後生個小孩開始享受生活。

孩子平安生下來了，可跟著孩子一起來的，還有好多好多的問題。首先是痛，腰痛、屁股痛、腿痛，總之，整個下半身就沒有一處地方舒服的，而且發胖，完全是橫著長的，臉也浮腫不敢見人。那段時間，她整個人徹底消沉下去了，還一度得了憂鬱症。

我用針灸加按摩的方法為她治理了整整半年，才慢慢康復。按摩的時候就發現，她的骨盆嚴重傾斜，和正常的位置偏離了很遠。我隨意跟她聊天，問她以前的生活是不是很充實？她說充實是充實，就是壓力大，每天神經都繃得緊緊的。說到病，她歎口氣說，在外商公司，你要想站穩腳跟，就不能把自己當個女人，嬌養著自己。剛去公司的時候，即使生理期間，也一樣跟男同事一起搬電腦，扛東西，什麼髒活累活都搶著做，忙起來在電腦前一坐就是20個小時，一點時間觀念都沒有。有好多次頸椎和腰椎都痛得不行，都是找人按摩緩解疼痛。

她邊說邊歎氣，我卻已經成竹在胸。精神壓力大、高跟鞋、常坐不動……這些都是導致骨盆傾斜的致命因素。再加上高齡生產，留下各種後遺症，才會導致這麼多的痛苦。可她不這麼認為，堅決認為是生孩子導致的，還將她的很多朋友拿出來做案例，說

骨盆鍛鍊保健操

骨盆保健操宜每日練習，具體做法是：

1. 起伏運動。躺在床上，膝蓋併攏，雙腿彎曲，雙手自然放在身體兩側。呼氣起慢慢抬起腰部，用腿和頭部支撐起身體，停住10秒鐘之後慢慢放下。重複10次。
2. 雙腳對立。仰躺在床上，將雙腳底相對在一起，靜止5秒鐘之後伸直，重複20次。
3. 跪在床上，將一隻腳抬起向後伸展，一直伸到自己的承受極限，左右腳各伸5次。

後悔當初沒有跟她們學習，做頂客一族。這真是讓我哭笑不得，女人不管擁有多麼高的智商，直觀思維的模式永遠也改變不了。

放慢生活節奏，提高生命質量

此事過去了大概1年之後，她登門拜訪，見到她的時候，我大吃一驚。真沒想到，短短一年的時間，胖乎乎、病快快兼憂鬱症的頹廢媽媽，此刻竟是如此的風情萬種。她告訴我說，練習我教給她的骨盆保健操好長一段時間之後，她的心情才回復過來。又看了很多女性相關的健康知識，知道自己的問題是骨盆引起的。所以，在生活中很注意，好在她不用上班，不受公司規定的約束，平時也不穿高跟鞋，看電視的時候還會在腳下放個墊子，讓膝蓋能夠抬得高一些。同時，在飲食上也很注意，因為骨盆傾斜會導致體寒，所以大多吃些韭菜、香菇、牛肉、大豆、紅棗之類溫補的食物，而且經常給自己煲些湯來喝，慢慢地，開始習慣了這種悠閒自在的主婦生活。

說到最後，她說，以前總覺得人生應該大起大落，活出風采。所以拚命讀書，拚命掙錢，對那些一心想嫁人的同學不屑一顧。現在才發現，其實，人生有多種多樣的美，奔波於職場固然充滿刺激，做一名主婦也一樣可以多姿多采。「我的那些朋友，原先都以為我肯定變成了一個無法見人的黃臉婆，來看我的時候，無一不是驚訝不已。好幾個受我的影響都準備回歸家庭了。」說到這裏的時候，她哈哈大笑。看來，生小孩所留下的陰影已經完全消除了，現在的她，怎麼看都是一個寬厚、慈愛的媽媽，少了一些銳利，多了一些溫潤。

講了這麼多，不知道大家是不是以為骨盆鍛鍊是媽媽們的事。如果這樣想的話，那可就大錯特錯了，將雙手舉過頭頂，脊背伸直，閉上眼睛，抬起一隻腳，看看能不能站立，如果你連10秒鐘都站立不了的話，那骨盆很可能就存在傾斜現象了。當然，更直觀的辦法就是找兩個體重計，並排放在一起，一隻腳踏一個，如果兩邊指標不一樣的話，你該知道怎麼回事了吧？年輕姑娘腰酸背痛、痛經、便秘，一身的贅肉怎麼也瘦不下來，臉色暗淡無光，基本都和骨盆不正有關係。不管你現在多大年齡，從此刻起做骨盆保健操，準沒錯的，因為這套操不僅糾正骨盆，還能夠對裏面的卵巢、子宮等發揮保護作用，這對於女性而言，真的是無價之寶。

枸杞子，生殖系統的最佳恩物

臉上不痛不癢的一顆痘痘，會有人不惜千金將其消滅掉。可關乎到一輩子幸福的生殖系統疾病，卻要隱忍再隱忍，這是為什麼呢？對待身體的每一個部位，都要像對待自己的孩子一樣，不能厚此薄彼。上半身固然重要，可下半身也不能掉以輕心。

超能量營養小尖兵

關於枸杞子，有一個傳說，保證所有的女性聽了都怦然心動。這就是「打老兒丸」的故事，故事說一位官員到山裏視察，途中看到一位少婦在鞭打一位老太太。老人非但不反抗，還點頭稱是。官員很生氣，以為是媳婦在虐待婆婆，便上前阻止。結果，少婦說，她這是在管教自己的孩子，旁邊的老人也點頭附和。官員很是驚奇，問她為何比自己的女兒還年輕。她說：「每日吃枸杞、春苗、夏莖、秋果、冬根皮，年過半百依然可以翻山越嶺。可這個女兒卻不肯吃枸杞，所以身體虛弱，未老先衰，剛剛就是為這事在懲罰她。」隨行的官員們都看得目瞪口呆。

這裏再講一個現實生活中的故事，那就是近代中國第一家中醫院的創始人——張錫純老先生的故事。張錫純與張山雷、張生甫並稱「三張」，為醫界公認的名醫。老先生50多歲的時候，有一天晚上，因為心口發熱，於是自己找了一把枸杞子在口中咀嚼，當時就收到了很好的效果。這習慣一直被他延續到晚年，並且還竭力號召大家乾嚼枸杞子來延年益壽。

枸杞子延年益壽，美容養顏的故事從古至今，一直流傳不斷，如果要講的話，只怕一本書也講不完。這裏要說的，其實並不是枸杞子延年益壽的功能，而是它對於生殖系統的保護作用。

生殖系統，因為其特殊的生理部位和功能，千百年來被人所忌諱。尤其是女性生殖系統，簡直就是不潔和恥辱的代名詞，從來就沒有得到合理的對待，也就更枉談照顧了。在此條件下，女性生殖系統炎症成為婦科常見病，也就不足為怪了。陰道炎、宮頸炎、盆腔炎，女人為這些炎症受盡了生理折磨的同時，還要飽受精神的壓抑。而男性本身就恥於談病，生殖系統的疾病對於他們，更是關乎到男性尊嚴的問題，因此諱疾忌醫就更不足為奇。上了年紀的男性，看看有幾個不曾受過前列腺疾病、性功能障礙、睾丸疾病等方面的困擾？

臉上不痛不癢的一顆痘痘，會有人不惜千金將其消滅掉，可關乎到一輩子幸福的生殖系統疾病，卻要隱忍再隱忍。同樣是身體的一部分，同樣與我們的健康、幸福緊密相連，為什麼受到的待遇卻有如此大的差別呢？上半身固然重要，可下半身也不能掉以輕心呀！

照顧生殖系統，最好的恩物就是枸杞子。用報紙上的研究成果來說就是：枸杞子的主要成分是枸杞多糖，這種物質作用在於「下丘腦─垂體─性腺」這條軸線，對於被損傷的生殖系統有很好的保護作用。

男女都受用的精氣補帖

枸杞子作為藥材在中國已經有了幾千年的歷史，中國現存最早的藥學專著《神農本草經》中就有關於枸杞子的記載，認為它主治內傷勞虛、精血虛損、腰膝酸軟、耳鳴和遺精等。對男性而言，有很好地補精益腎的功效。男人喜歡喝酒，用枸杞來泡酒喝，實在是一舉二得的好辦法，不但避免了酒精對肝臟的傷害，而且有滋補肝腎的作用。用紗布將搗爛的生枸杞子包好，浸泡在酒裏面，密封2周之後，就可以當作保健酒來喝了。我經常看到有些人將枸杞子當茶葉，泡在開水裏喝，這也是一種不錯的保健方法。

對女性而言，枸杞子就更是大自然天賜的保健良藥了。在中國的醫書裏面，枸杞子是最早有記載的婦科用藥，不管是滋陰養血，還是烏髮養顏，枸杞子都是首屈一指。《重慶堂隨筆》評價它：「專補心血，非他藥所能及。」女性每月都要損失一定的血液，補血從來都是保健養顏的重中之重，每天像張錫純那樣，乾嚼20克左右枸杞子，常期堅持，會有意想不到的收穫。如果不習慣枸杞的味道，也可以用它和大米一起煮粥喝，或者在煲湯的時候放一把，不僅可以很好地保護生殖系統，同時還能美白肌膚，抵抗疲勞。忙碌不堪的上班族，家中和辦公室裏應該常備此物。

和所有的滋補品一樣，食用枸杞也要適可而止。體質虛弱的人，不妨將其當作一種健身的藥物，每天一點，長期食用。但也不要過量，一般而言，每天20～30克就可以了。但是，因為枸杞溫熱滋補的作用很強，身體本身就有某種疾病，比如感冒發燒、消化不良、腹瀉等人就不要吃了，只怕適得其反。有其他疾病的患者，也一定要諮詢醫生的意見，再行定奪。

植物種子，大自然賜給男人的保命丸

大自然是平等的，植物的花莖葉為女人提供充足的水份和營養，而它的種子卻是留給男人的最佳恩物。植物的種子集天地日月之精華，富含多種營養，而且種子具升發的氣象，可以很好的補充人體虧虛的元陽之氣。

要說哪些東西對女人好，可能隨便一個人都能說出一大堆，什麼燕窩、當歸、紅棗、阿膠補血養顏，大豆、牛奶、黃瓜、蜂蜜美白潤膚等等，不一而足。要說女人有什麼問題，也可以直接奔醫院婦科而去。

男性養生的天然好食材

可是，男人呢？對男人比較好的食物，大概沒有人能說出幾樣來。而男人得了什麼病，尤其是下半身生殖泌尿系統疾病的話，只能將所有的苦痛藏在肚子裏，不好意思輕易向人提起，在扭曲的文化傳統下，培育起來的自尊心，也不容許他們輕易走進醫院。

所以，很多人認為男人是鐵打的，天生就應該頂天立地。但實際上，問問男人，有沒有尿頻、尿急、尿痛，腰酸背痛、早洩、勃起困難等等症狀？過了40歲的男人，很少一樣都沒有。

性知識的缺乏、縱欲、過度飲酒、久坐、無法排遣的壓力等等，導致前列腺承受了太多的委屈和痛苦，上述的所有症狀無一不和前列腺炎密切相聯。說到前列腺，再豪情萬丈的男人也難免英雄氣短，這個社會有太多誘導前列腺發炎的因素，避之不及。

很多男人都知道，南瓜子有很好的保護前列腺的功效。所以，雖然磕瓜子有小兒女姿態之嫌，但他們依然會每天磕上一把。其實，保護前列腺的東西有很多，大自然是平等的，植物的花莖葉為女人提供充足的水份和營養，而它的種子卻是留給男人的最佳恩物。**紅豆利水消腫、清熱解毒；花生米延緩衰老，改善排尿，延緩前列腺增生；紅棗益氣健脾，補充脾氣，促進排尿**，將這三樣紅色的種子一起熬粥，是中老年男性治療尿頻、尿急的經典處方，在民間已經久為流傳。

我曾經用核桃仁和蜂蜜，治好了一位十多年的尿頻患者。他每天晚上要起床４、５次，經常是剛睡著，又被尿憋醒了，白天上班一點精神都沒有。去醫院檢查，說是前列腺肥大，用藥也沒有多大的效果，困擾不已。後來，他依照我教的方法，每天晚上煮兩個核桃，嚼成碎末後和著蜂蜜吃下去，一個星期，夜尿就減少到了１、２次，他高興地不得了，逢人就說核桃的好處，害得人家以為他是賣核桃的。

說到這裏，可能很多人都疑惑，為什麼植物的種子，堅果類能夠具有保護前列腺的

前列腺自療聖品──核桃豆羹

前列腺增生患者都知道的食療方「核桃花生仁」的主料也是核桃，將30克核桃仁、15克花生仁、30克蠶豆米以及15克豌豆洗淨瀝乾，炒熟，然後打成粉末，每天取一份和開水調成豆羹，每日吃1碗，連吃3個月以上，對前列腺有很好的保護作用。

作用？這個就得從中醫的角度來解釋了，因為前列腺的病灶在膀胱附近，所以在中醫看來，前列腺疾病和三焦、肺、脾、腎、肝等都有密切的聯繫。當然，具體的病症還得具體分析。但前列腺病變一般多發生在年長者身上，很難說和脾腎虧虛，中氣不足沒有關係。植物的種子集天地日月之精華，富含多種營養，而且種子具升發的氣象，可以很好的補充人體虧虛的元陽之氣。

發現鋅元素大本營

大家都看過武俠電視劇，裏面經常會講到某某大師要閉關修煉多少天，任何人不得打擾。不知道大家有沒有想過，難道在閉關期間，真的不吃不喝嗎？其實不是的，他們就是靠植物種子和堅果來維持生命。閉關修煉能不能練功不得而知，但隱身在深山老林，只飲食山泉水和植物的種子，以及一些堅果來清理腸胃，卻是中國自古以來就有的養生術。

事實上，現代醫學也發現了植物種子中富含大量的礦物質，尤其是男人所需的鋅元素。即使是崇尚西醫的保健學家們，也都推薦男人們多吃一些植物種子，比如松子、榛子、開心果、腰果、葵瓜子等，即使是當作零食來吃又有什麼關係呢？我一不抽煙，二不喝酒，還不允許我吃點零食嗎？如果有人笑話，我們也可以堂而皇之地說：「女人要多吃水果，男人要多吃植物種子。」

附錄 I 下半身保健速查表

保健方法			作用
保暖	泡腳		治療失眠、頭痛
	半身浴		緩解疲憊，治療痔瘡、降血壓
	按摩命門		補充陽氣，防治腰痛
飲食	水		滋潤肌膚，排解毒素，防治泌尿系統疾病
	枸杞子		主治腰膝酸軟、耳鳴和遺精，養血養顏
	植物種子		補充元氣，填精益腎
	深土植物：南瓜、甘薯與芋頭		健脾消濕，治療便秘，苗條下半身
運動	轉腳踝		促進氣血運行，防治高血壓
	赤足行走		滋陰，治療腿病以及失眠、抑鬱等亞健康問題
	下蹲		改善心臟供血功能，防治貧血，增強體質
	踢腿拍足		疏通經絡，延緩衰老
	刷腳板		美白養顏
	腳趾操		促進氣血運行，延緩衰老
	乾洗腿		保暖腿部，防止腿腳老化
	腹肌鍛鍊		鞏固五臟六腑，防止胸部下垂
	摩腹		清肝火，治便秘，防治慢性疾病
	深呼吸		疏通經絡，刺激腸道，改善體內環境
	強腎操		補腎益氣，強化臟腑功能
	摩耳		強壯腎氣，消除耳鳴
	拍打腰眼		使腎臟發熱，補充腎氣
	拍手		消除寒氣，溫補腎陽
	鍛鍊骨盆		鍛鍊脊柱，恢復平衡，保持年輕體態
穴位按摩	腎經	湧泉穴	補充腎氣，治療口腔潰瘍
		太溪穴	調整陰陽，益氣止痛
		複溜穴	恢復氣血運行，治療痛經
	脾經	三陰交	疏通經絡，治療肝血陰虛
		公孫穴	健脾和胃，治療胃痛
		血海穴	治療血虛，貧血
	肝經	太沖穴	疏肝理氣，養肝護眼
	膽經	肩井穴	讓氣血運行通暢，防治肩周炎
	胃經	足三里	強身健體，推遲眼袋來臨
		天　樞	清腸排毒，治療腸胃問題
	膀胱經	足通谷、束骨、京骨、昆侖穴	強筋壯骨，治療落枕
		承山穴	運化水濕消除浮腫，緊致肌膚

附錄II 人體下半身穴位圖

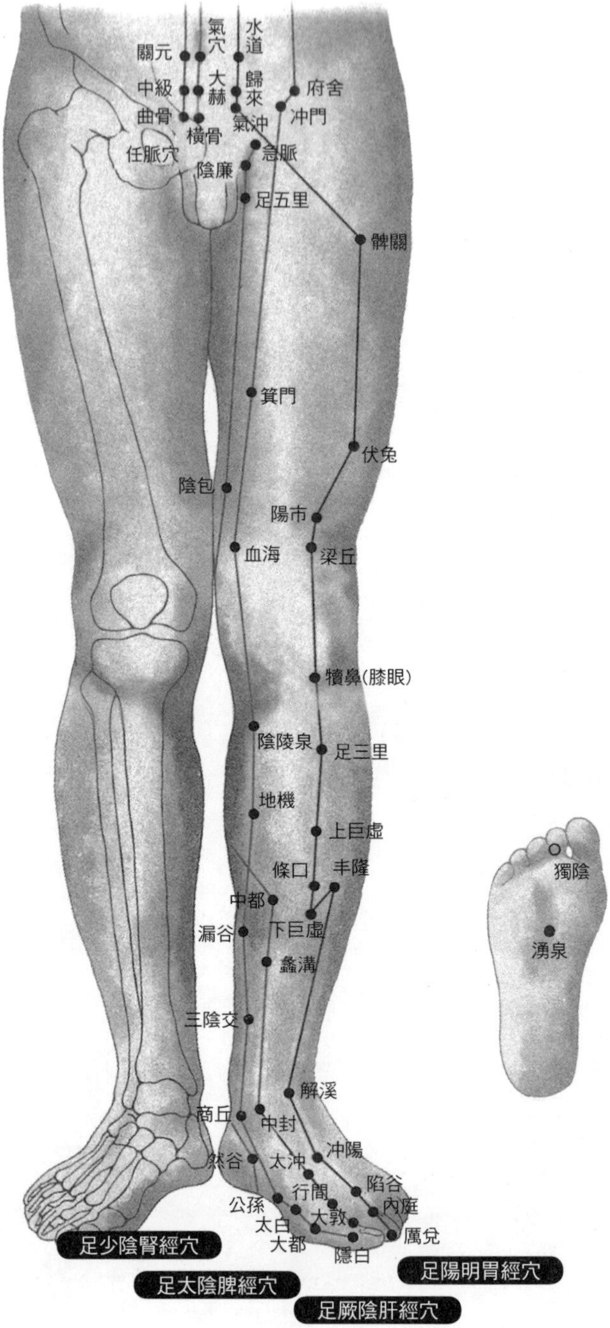

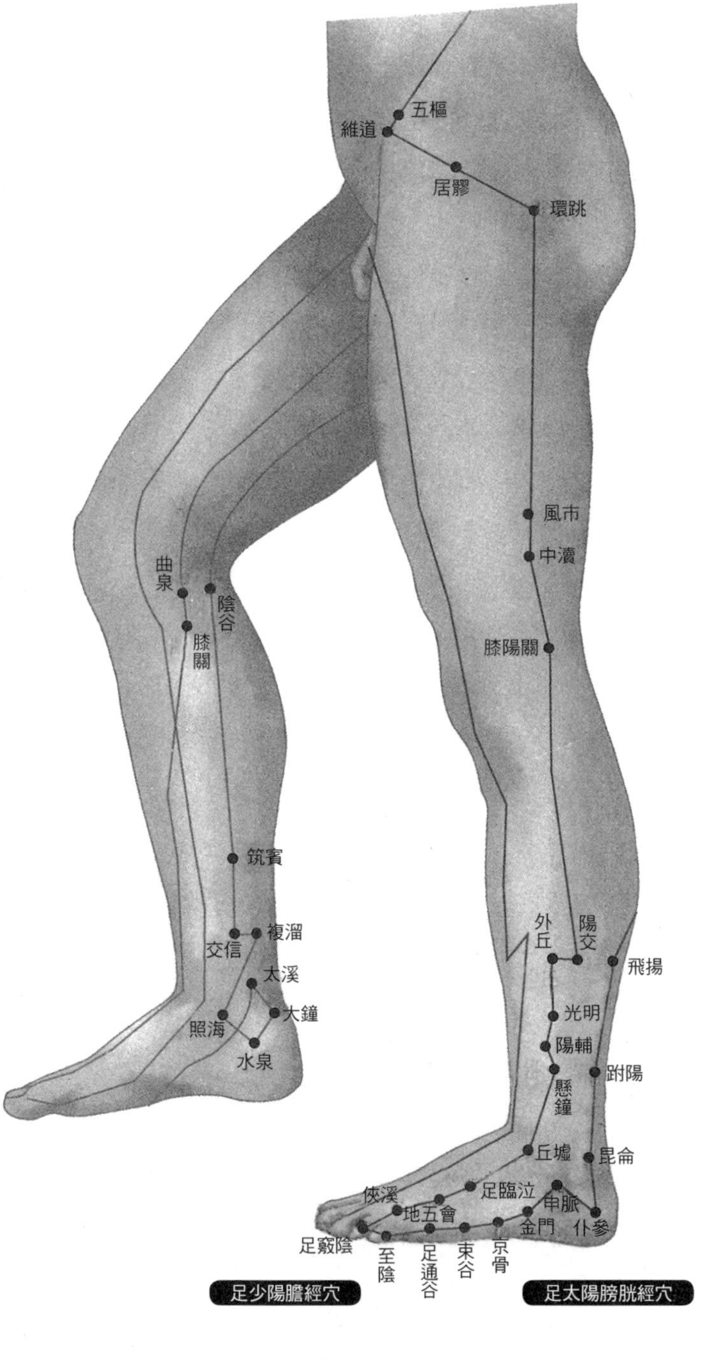
五樞
維道
居髎
環跳
風市
中瀆
膝陽關
曲泉
陰谷
膝關
築賓
複溜
交信
太溪
大鐘
照海
水泉
外丘
陽交
飛揚
光明
陽輔
跗陽
懸鐘
丘墟
昆侖
足臨泣
俠溪
地五會
申脈
金門
仆參
足竅陰
至陰
足通谷
束骨
京骨
足少陽膽經穴
足太陽膀胱經穴

國家圖書館出版品預行編目(CIP)資料

下半身決定你的健康【暢銷重版】：腰好、腿好、腳好，身體自然好！ /洪康遠作.
-- 初版. -- 新北市：
方舟文化出版：遠足文化發行, 2017.04
面； 公分. --(醫藥新知；404)
ISBN 978-986-93955-5-7(平裝)
1.穴位療法

413.915 100011850

醫藥新知 404

下半身決定你的健康【暢銷重版】

腰好、腿好、腳好，身體自然好！

作　　者　洪康遠
封面設計　黃育蘋
內頁設計　黃鈺涵
編輯協力　唐芩
責任編輯　林淑雯
主　　編　林潔欣
副總編輯　郭玢玢
總 編 輯　林淑雯

社　　長　郭重興
發行人兼出版總監　曾大福
出 版 者　方舟文化出版
發　　行　遠足文化事業股份有限公司
231 新北市新店市民權路108-2號9樓
電　　話｜(02)2218-1417
傳　　真｜(02)8667-1891
劃撥帳號｜19504465
戶　　名｜遠足文化事業股份有限公司
客服專線｜0800-221-029
E-MAIL｜service@bookrep.com.tw
網　　站｜http://www.bookrep.com.tw/

印　　製　成陽印刷股份有限公司　電話：(02)2265-1491
法律顧問　華洋法律事務所　蘇文生律師
定　　價　320元
二版一刷　2017年4月

缺頁或裝訂錯誤請寄回本社更換。
歡迎團體訂購，另有優惠，請洽業務部(02)22181417#1121、1124
本書通過四川一覽文化傳播廣告有限公司代理，經 紀康寶正式授權出版

● 讀者意見回函

謝謝您購買此書。為加強對讀者的服務，請您撥冗詳細填寫本卡各資料欄，我們將會針對您給的意見加以改進，不定期提供您最新的出版訊息與優惠活動。您的支持與鼓勵，將使我們更加努力，製作更符合讀者期待的好版品。

● 讀者資料 請清楚填寫您的資料以方便我們寄書訊給您

姓　名：＿＿＿＿＿＿＿＿　姓別：☐男　☐女　年齡：

地　址：＿＿＿＿＿＿＿＿

E-mail：＿＿＿＿＿＿＿＿

電　話：＿＿＿＿＿＿　手機：＿＿＿＿＿＿　傳真：＿＿＿＿＿＿

職　業：☐ 1. 學生　☐ 2. 製造業　☐ 3. 金融業　☐ 4. 資訊業
☐ 5. 銷售業　☐ 6. 大眾傳播　☐ 7. 自由業　☐ 8. 服務業
☐ 9. 軍公教　☐ 10. 醫療保健　☐ 11. 旅遊業　☐ 12. 其他

購書店：＿＿＿＿＿＿＿＿

● 購書資料

1. 您通常以何種方式購書?（可複選）
☐ 1. 逛書店　☐ 2. 網路書店　☐ 3. 量販店　☐ 4. 團體訂購
☐ 5. 傳真訂購　☐ 6. 行銷人員推薦　☐ 7. 其他

2. 您從何處得知本書?
☐ 1. 逛書店　☐ 2. 網路blog　☐ 3. 報紙廣告　☐ 4. 廣播節目
☐ 5. 電視節目　☐ 6. 書評　☐ 7. 親友推薦　☐ 8. 行銷人員推薦

3. 您購買本書的原因?
☐ 1. 對內容感興趣　☐ 2. 喜歡作者　☐ 3. 工作需要

4. 您對本書評價:
☐ 1. 非常滿意　☐ 2. 滿意　☐ 3. 尚可　☐ 4. 待改進

5. 您覺得本書封面與內文設計如何?
☐ 1. 非常滿意　☐ 2. 滿意　☐ 3. 尚可　☐ 4. 待改進

6. 您希望看到哪一個類別的醫療書籍?
☐ 1. 聰明醫療　☐ 2. 營養廚房　☐ 3. 名醫開講　☐ 4. 時尚醫美
☐ 5. 心靈關係　☐ 6. 銀髮生活　☐ 7. 寵物健康

7. 請問您對本書的建議：＿＿＿＿＿＿＿＿

廣	告	回	信
臺灣北區郵政管理局登記證			
第	14437		號

請直接投郵・郵資由本公司支付

23141
新北市新店區中正路506號4樓
遠足文化事業股份有限公司 收

請沿虛線對折裝訂後寄回，謝謝！

方舟文化

醫藥新知 004

下半身決定你的健康

腰好、腿好、腳好，身體自然好！